新手父母枕边书·儿童常见病家庭护理手册

丛书总主编 张晓波 王 艺 丛书副主编 顾 莺

这样做对了！

儿童常见呼吸、消化系统疾病家庭护理手册

主编 张晓波 余卓文 张玉蓉

 中国出版集团有限公司

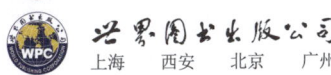

图书在版编目(CIP)数据

这样做对了！儿童常见呼吸、消化系统疾病家庭护理手册/张晓波,余卓文,张玉蓉主编. -- 上海：上海世界图书出版公司,2024.9. --ISBN 978-7-5232-1358-2

Ⅰ．R473.72-62

中国国家版本馆CIP数据核字第2024Q4Y390号

书　　名	这样做对了！儿童常见呼吸、消化系统疾病家庭护理手册
	ZheYang Zuo DuiLe! ErTong ChangJian HuXi、XiaoHua XiTong JiBing JiaTing HuLi ShouCe
主　　编	张晓波　余卓文　张玉蓉
出 版 人	唐丽芳
策　　划	沈蔚颖
责任编辑	芮晴舟
插　　画	陈可薇　倪云枫　郁紫丹
装帧设计	南京展望文化发展有限公司
出版发行	上海世界图书出版公司
地　　址	上海市广中路88号9-10楼
邮　　编	200083
网　　址	http://www.wpcsh.com
经　　销	新华书店
印　　刷	杭州锦鸿数码印刷有限公司
开　　本	889 mm × 1192 mm　1/32
印　　张	5.375
字　　数	100千字
版　　次	2024年9月第1版　2024年9月第1次印刷
书　　号	ISBN 978-7-5232-1358-2 / R·741
定　　价	58.00元

版权所有　翻印必究
如发现印装质量问题，请与印刷厂联系
（质检科电话：0571-88855633）

丛书编写委员会

丛书总主编

张晓波 王 艺

丛书副主编

顾 莺

丛书编委（按姓氏拼音排序）

陈伟明	范 咏	傅唯佳	缑兆阳	顾 莺	郭 俊
黄雨滟	季 托	姜军妹	蒋文怡	康琼芳	孔梅婧
乐 倩	李智平	凌 芳	刘 芳	刘培培	戚少丹
祁媛媛	任 平	沈伟杰	施 燕	万嫣敏	王文超
王颖雯	吴 颖	徐 虹	徐晓凤	杨玉霞	余卓文
张明智	张晓波	张艳红	张燕红	张玉蓉	郑继翠
周晶晶	周壹文	朱孟欣			

本册编写者名单

主　编

张晓波　余卓文　张玉蓉

副主编

徐晓凤　乐　倩　姜军妹

参编人员（按姓氏拼音排序）

缑兆阳　胡小辉　黄雨滟　姜军妹　乐　倩　刘　芳
吴　婕　徐晓凤　余卓文　张晓波　张玉蓉　周壹文

总序

儿童是祖国的希望和未来，他们的身心健康直接关系到民族和国家的发展。儿科是医疗学科的一个重要分支，是专科性较强的独立学科，并不是成人的缩小版，它有自己的特色。《"健康中国2030"规划纲要》中特别强调普及健康生活和加强健康教育的重要性，全民科普时代已然来临，提供优质的医疗服务和加强健康教育是每一位医护人员的职责。孩子生病就医过程中的照护团队包括了非常多的角色，重要的三大角色包括医生、护士以及父母，每个角色都需要竭尽全力，同时又充分地相互配合，才能得到一个较好的结局。父母是责无旁贷地一直守护在孩子身边的角色，他们精细化的照护能力关系到孩子的短期结局和长期预后。

参与本丛书编写的均是临床一线的医护人员，他们在竭尽全力救治、照护患儿的过程中，体会到为患儿家庭、父母及照护者普及医学知识的重要性与迫切性。因此，在繁忙的工作之余，仍以极大的热情致力于将生涩的医学知识转化为图文并茂的科普读本，旨在为父母解答居家养育孩子或住院照护患儿的过程中可能遇到的问题，切实帮助他们科学地应对各种问题，提高其照护水平。

"新手父母枕边书·儿童常见病家庭护理手册"丛书，囊括了儿童常见呼吸、消化系统疾病家庭护理、儿童意外伤害的预防与紧急处理、儿童常见外科疾病术后家庭护理以及医疗检查和规范用药常识，分享了国内外最新的经验和方法，充分明晰地进行了阐述，易懂易记，实用性强，是一套实用的、助力提升父母照护能力的科普读本。我相信阅读此套丛书对于广大家长将会大有裨益。

国家儿童医学中心　复旦大学附属儿科医院
2024年7月

前言

宝宝的微笑犹如点燃家庭的温馨灯火,为父母带来前所未有的幸福和喜悦。然而,育儿之路上,新手爸妈难免会遇到各种疑虑和挑战。稚嫩的孩子们常面临一些健康方面的问题,这其中最常见的是呼吸和消化系统疾病。本书内容聚焦这些常见疾病,为育儿提供科学、实用的护理方法,帮助新手爸妈从容地迎接育儿旅程中的各种健康挑战。

儿童的呼吸系统好比一架灵巧的风车,不断地为体内注入氧气,传递生机与活力。儿童的消化系统像一条精密的食物加工线,将食物中的各种成分分解、吸收,最终精心打包成身体所需的各种养分。一旦这些系统运作不良,就可能引发一系列的困扰。当孩子生病时,家长可能感到困惑:打呼噜是否代表睡得香呢?"祸从口入"又是什么意思?儿童也会患脂肪肝?面对孩子需要检查时,家长可能感到焦虑:这些检查的目的何在?

孩子是否会感到痛苦？又该如何与医护配合呢？而当孩子出院回家时，家长可能感到手足无措：居家管饲怎么搞？居家雾化、吸痰如何操作？当这一系列问题接踵而至时，家长们往往难以招架。本书将就这些问题展开论述，为家长们答疑解惑。

本书内容依据儿童医疗和护理的专业知识，为家长提供有益的健康信息，帮助新手爸妈了解疾病的来龙去脉，同时，突出强调疾病的护理措施、常见居家护理操作的原理和方法，以满足居家照护需求，通过情景和案例，还原患儿及家庭所面临的护理问题，以期与家长产生共鸣。本书内容兼具科学性与实用性，语言清晰易懂，即便没有医学背景，也可轻松阅读。希望此书能够成为新手爸妈育儿路上的得力助手。

在本书内容的撰写过程中，由衷感谢贡献知识和经验的编者和审稿人。鉴于医疗、护理领域相关知识日新月异，书籍的出版难与前沿研究完全同步。由此，诚恳邀请广大读者在阅读过程中对任何可能存在的不足提出宝贵意见和建议，以便我们能够及时修订。

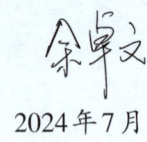

2024 年 7 月

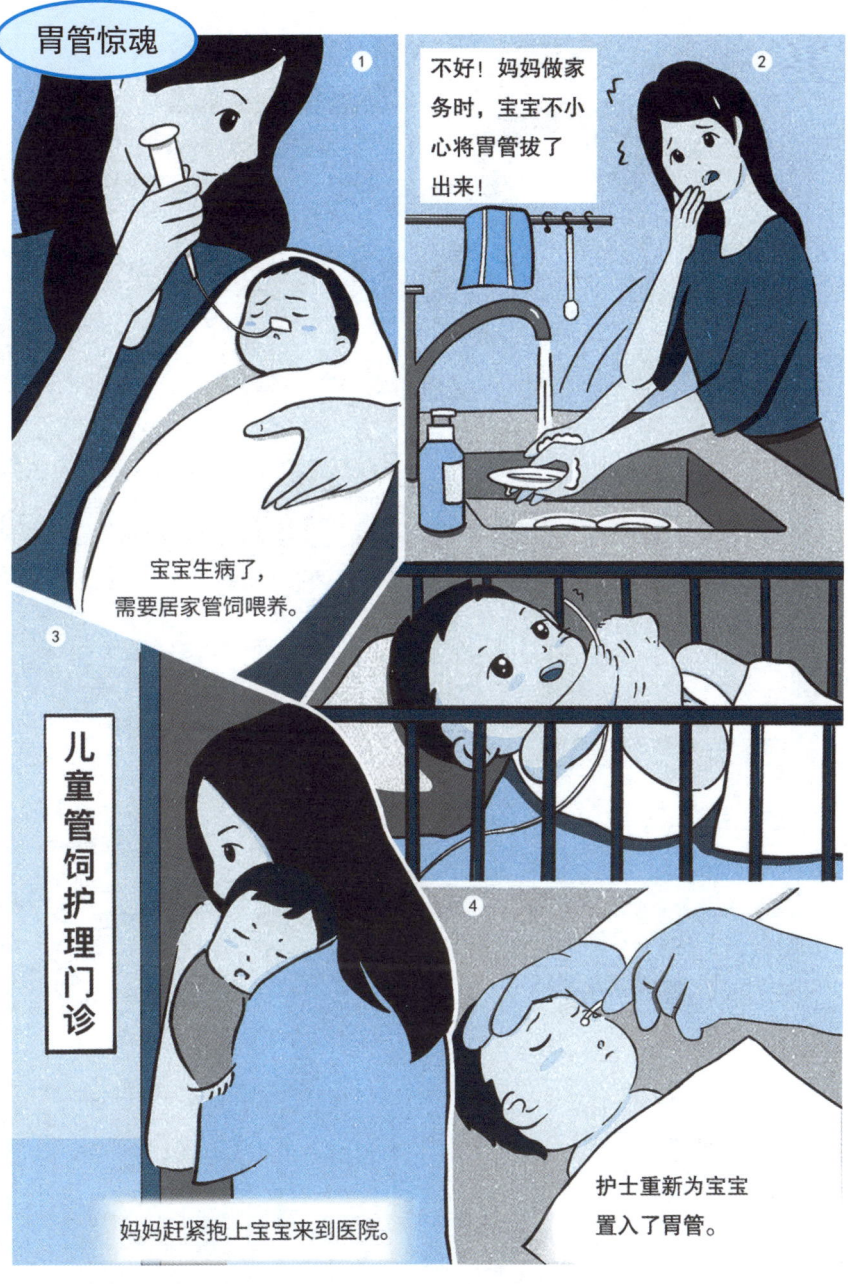

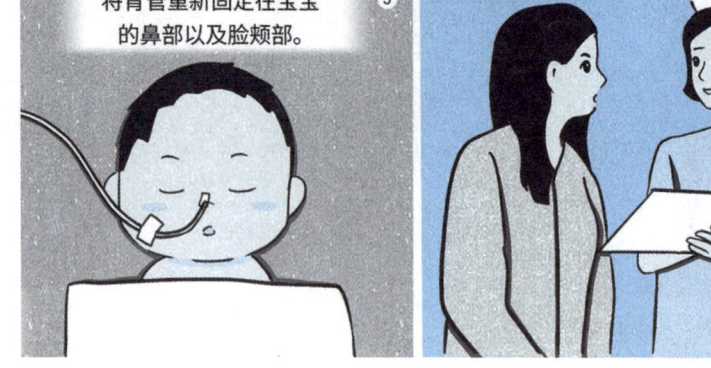

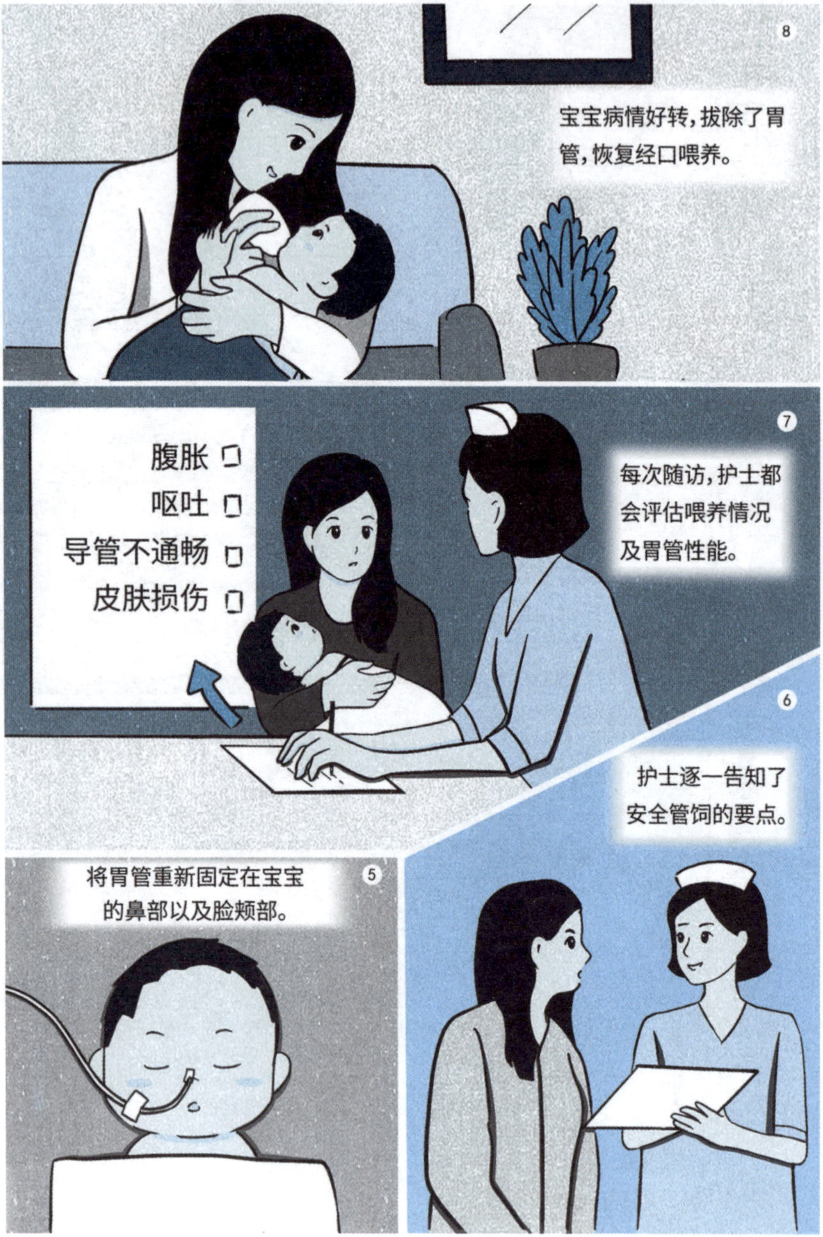

目录

第一章 呼吸系统疾病护理

第一节 关于流感那些事
　　——流行性感冒 ·················· 3
第二节 为什么我不能闻花香和撸猫
　　——支气管哮喘 ·················· 7
第三节 犬吠样咳嗽很不妙
　　——急性感染性喉炎 ·············· 12
第四节 "肺"尽心思认识你
　　——社区获得性肺炎 ·············· 17
第五节 打呼噜不等于睡得香
　　——睡眠呼吸暂停综合征 ·········· 23
第六节 呼吸道不想吃东西
　　——呼吸道异物 ·················· 28

第二章 胃肠疾病护理

第一节 肠道的烦恼，一"泻"难收
　　——腹泻 ································· 35
第二节 揭开"肠阻"不解之谜
　　——便秘 ································· 40
第三节 逆流而上的烦恼
　　——胃食管反流病 ······················· 45
第四节 别让你的肠胃"溃"不成军
　　——消化性溃疡 ·························· 49
第五节 听听肠道的难"炎"之隐
　　——炎症性肠病 ·························· 54
第六节 当心祸从口入
　　——消化道异物 ·························· 59

第三章 肝胆疾病护理

第一节 小黄人的"危情烦恼"
　　——婴儿胆汁淤积症 ··················· 67
第二节 HBV来袭，别让健康"肝着急"
　　——乙肝 ································· 72

第三节 糖原工厂罢工后
　　——肝糖原累积病 ·················· 77
第四节 传说中的"铜娃娃"
　　——肝豆状核变性 ·················· 82
第五节 脂肪太多也不好，宝宝肝脏受不了
　　——非酒精性脂肪肝 ················ 86
第六节 让罕见被"看见"，另类的肝病
　　——Alagille 综合征 ················ 91

第四章　检查围手术期护理

第一节 "纤"入为主，一探究"镜"
　　——纤维支气管镜 ·················· 99
第二节 胃镜全流程解密，看完不再"畏"镜
　　——胃镜 ························· 103
第三节 镜观世界，健康"肠"来
　　——结肠镜 ······················· 107
第四节 一场无所畏惧的肠道旅行
　　——胶囊内镜 ····················· 113
第五节 吹口"仙气"，让"菌"无处可逃
　　——^{13}C 尿素呼气试验 ··········· 118

第六节 "针"相大白,为沉默的肝脏发声
　　——经皮肝脏活检·················· 122

第五章 居家治疗

第一节 吞云吐雾的那些事儿
　　——雾化吸入·················· 131
第二节 "吸"足真气,"氧"护生命
　　——氧疗·················· 135
第三节 教你一招"空心掌"
　　——叩击·················· 139
第四节 你吹我挡,为呼吸松绑
　　——振荡呼气正压治疗·················· 143
第五节 痰路漫漫,吾将上下而吸之
　　——负压吸痰·················· 147
第六节 一管到胃,无所"喂"惧
　　——胃管喂养·················· 152

第一章

呼吸系统疾病护理

儿科呼吸系统疾病是儿童最常见的疾病种类之一。由于儿童免疫机制尚未发育完善，相对成人来说呼吸道感染机会更多，一旦感染，病情也容易比成人更严重，因此积极防治儿科呼吸道疾病是重中之重。每年的秋冬季节都是我国呼吸道疾病的高发季节，呼吸道感染主要分为上呼吸道感染和下呼吸道感染。上呼吸道感染是呼吸系统最常见的疾病之一，比如大家熟悉的流感等；下呼吸道感染主要是气管、支气管和肺部的感染，比如支气管肺炎等。那么，不同呼吸道疾病都有哪些症状？应该如何应对？接下来，跟着我们走进呼吸系统疾病护理，一起去了解下吧。

第一节　关于流感那些事
——流行性感冒

"哈啾""咳咳咳"……"好多同学都发热、咳嗽，接二连三请病假了。我也害怕被传染！"小宝放学回家和妈妈说起自己的担心。流感开始爆发，很多家长不知道该怎么应对，开始有点手足无措，既害怕自己把病毒带回家，同时也害怕孩子在学校感染病毒。其实流感并没有那么可怕，是可以积极预防和治疗的。

一、流感和感冒有什么区别

流行性感冒也可以叫做"流感"，是由流感病毒引起的急性呼吸道传染病。流感刚开始看起来像普通感冒，会出现鼻塞、流涕、喉咙痛，但流感的症状往往更重，常伴有发热、寒战、头痛、全身肌肉酸痛等症状，并且发热时体温更高，持续时间更久，传染性更强。普通感冒与流感均由病毒感染引起，不同的是流感主要由甲、乙型流感病毒引起。目前我们把流感病毒分为A、B、C、D 4种类型，也就是我们所说的甲、乙、丙、丁型。除了丁型，其他3种都能感染人类，但引起流行的主要是甲型流感（甲流）和乙型流感（乙流），其中甲流也是3种流感中危害性最大及最容易发生变异的。

二、为什么孩子容易得流感

流感病毒容易在人与人之间进行传播，主要通过近距离的呼吸道飞沫传播。当流感病人咳嗽、打喷嚏或讲话时，流感病毒被排出到空气中，这时候您可能会吸入这些流感病毒。此外，在接触了感染者咳嗽或打喷嚏时留在身上或玩具上的飞沫后，没有及时洗手便接触了自己的眼睛或口鼻，也可能会引起感染。

儿童因为免疫功能还没有发育健全，抵抗力相对较弱，较成人更容易感染且重症比例高。加上孩子们平时在学校、托儿所等场所聚集，也为疾病传播提供了条件。若孩子没有养成良好的个人卫生习惯，如不勤洗手、不均衡饮食等，被感染的概率就更高啦。

三、为何要"捅鼻子"检查

流感的确诊依赖于实验室检查，目前检测方法主要是采集呼吸道分泌物标本进行流感病毒抗原和核酸检测。为提高流感病毒的检出率，最好在出现流感症状后4天内尽快完成标本采集，并且通过鼻子采集呼吸道标本更优于从嘴巴里采集，也就是我们常说的"捅鼻子"操作。虽然"捅鼻子"会有一点不舒服，但采样的叔叔阿姨们动作都是轻轻的，只要孩子配合，忍耐一下，不躲闪，30秒就能顺利完成。

四、得了流感该怎么办

如果孩子得了流感，做到以下几点有助于缓解症状。① 多休息，生病期间减少外出；② 多喝水，补充发热引起的液体流失；③ 洗热水澡有时也可以帮助缓解一些鼻塞症状。目前，有一些针对流感病毒治疗的特效药物，如奥司他韦、玛巴洛沙韦等。但需要在症状出现后48小时内服用才能达到最佳效果。伴有基础疾病、年龄＜2岁、长期接受阿司匹林治疗等的孩子疑似流感时，应尽早给予抗病毒治疗，无须等待实验室检查结果。若合并有细菌感染，应考虑使用抗生素联合治疗。对于重症流感孩子，早期识别是治疗的关键，及时就医，积极防治并发症。

出现以下情况要警惕重症流感

- 精神和神志改变，出现反应迟钝、嗜睡、烦躁、惊厥等

- 呼吸困难和（或）呼吸增快：新生儿至2月龄>60次/分；2~12月龄>50次/分；1~5岁>40次/分；5岁以上儿童>30次/分

- 严重呕吐、腹泻，出现脱水表现

- 出现尿量明显减少，四肢末梢冰冷，皮肤颜色发花，或原有的基础疾病明显加重等

五、如何加强防护以预防感染

每年接种流感疫苗是预防流感最有效的措施，可明显降低感染率和发生严重并发症的风险，但不能百分之百保证不得流感哦。建议年龄≥6月龄的孩子每年接种一次流感疫苗，尤其是有慢性基础疾病的儿童；6月龄以下的小婴儿则需要通过母亲孕期接种疫苗来给予保护。流感疫苗并非百分之百有效，所以还需要其他的预防措施来减少感染：①保持良好的个人卫生习惯，勤洗手。咳嗽或打喷嚏时，用纸巾或毛巾遮住口鼻，并在咳嗽或打喷嚏后洗手。②流行季节减少接触流感病人或者戴好口罩，做好防护，尽量避免去人群聚集的场所。

第二节 为什么我不能闻花香和撸猫
——支气管哮喘

"妈妈,我喜欢那只小猫咪,我想带它回家。""孩子,我们不能把它带回家,不然你又要像上次一样呼吸不舒服了。"那么,这个小朋友为什么不能养猫咪呢?原因是他得了支气管哮喘。支气管哮喘又称哮喘,是一种以慢性气道炎症为特征的疾病,发病时会出现随时间不断变化和加剧的呼吸道症状,比如喘息、气短、胸闷和咳嗽等。下面让我们一起深入了解一下支气管哮喘吧。

一、哮喘是如何发生的

对于一个健康的人来说,支气管的管腔是通畅的、气道内壁是光滑的,那么呼吸的时候,气流就可以非常容易地进入气道。而哮喘患者的呼吸道往往会伴有慢性炎症,当接触过敏原时,过敏会加重气管炎症,引起小气道痉挛,黏液分泌增加,过多的黏液会堵塞狭窄的呼吸道(图1-1),气流就更难通过了,孩子的呼吸会变得更加困难。当呼吸困难持续一段时间后,身体器官与组织的供氧量会下降。因此,有些严重的哮喘发作时,如果没有及时治疗,就可能因供氧不足而出现生命危险。

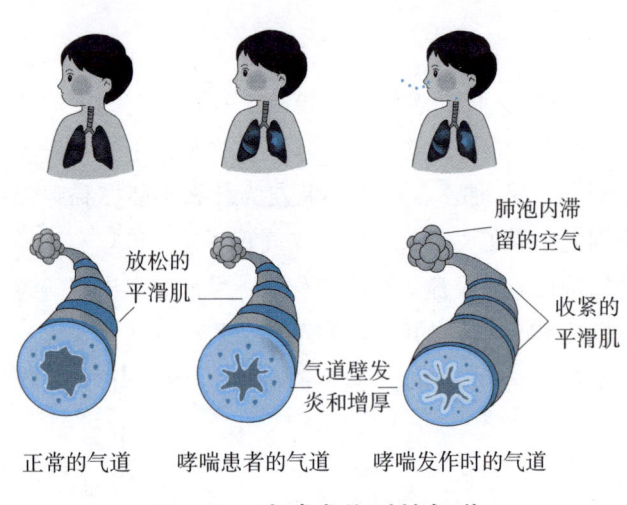

图1-1 哮喘发作时的气道

二、哮喘有哪些常见症状

哮喘发作时,最典型症状是喘息、咳嗽、气促或胸闷。另外,还有可能会出现疲乏、怕冷、过敏、胸痛或夜间睡眠时呼吸不畅等症状。咳嗽、气喘常常在夜间及凌晨发作或加重,秋冬季节或换季时多见。但也有部分孩子的症状不典型,这些症状往往出现在体育运动或体力活动后。小婴儿或幼儿则表现为哭闹后出现喘鸣音,或进食甜食、刺激性食物后剧烈咳嗽。一般地说,哮喘的症状会多于一种,但有一种哮喘的特殊类型,叫做咳嗽变异性哮喘,只有咳嗽一个症状。因为哮喘的起病缓急和病情轻重不一,症状可在数小时或数天内出现,严重哮喘发作可在数分钟内危及生命,所以正确识别特别重要。如果您的孩子出现以下任何警示信号,如呼吸困难(大声喘息、呼吸急促)、皮肤出汗且苍白、嘴唇或手指和(或)足趾发紫,请立即到医院就诊或拨打120寻求帮助。

三、哪些情况会引发哮喘发作

通常来说,哮喘的发病是多因素综合作用的结果。以下因素可能会促使哮喘的发生。第一,遗传因素。如果爸妈有哮喘病史或者有过敏性体质,自家孩子患上哮喘的风险会高出很多。第二,环境因素。例如,孩子接触了家中宠物的毛发、唾液、尿便等;室内的尘螨、真菌;室外的花粉、草粉;或者油漆、一些致敏的活性染料也会导致哮喘发作。另外,室外空气污染、孩子周围有二手烟或三手烟的刺激、温度或气压刺激等都有可能会诱发哮喘。第三，食物类的过敏源。鱼、虾、蟹、蛋、奶制品等。除外上述这些因素，过量运动、情绪过于激动或是有呼吸道感染时，都有可能增加哮喘发作的概率。

四、哮喘一旦急性发作，该怎么帮助孩子

当哮喘急性发作时，一定要第一时间脱离致敏的环境，并在第一时间内使用$β_2$受体激动剂（如硫酸沙丁胺醇气雾剂）来扩张支气管，以快速缓解气道阻塞的症状。年长儿童可以直接吸入，小年龄孩子需要配合使用储雾罐进行吸入，如果家里有雾化机，也可以用雾化液进行雾化吸入。如若经过紧急治疗后孩子的喘息症状仍不能够缓解，或者是症状缓解维持的时间较短，应当立即前往医院。在医院里，医生会让孩子吸氧，雾化吸入支气管扩张剂，静脉使用一些药物。一旦孩子的哮喘急性发作得到缓解，医生会根据孩子的情况进行长期、规范、个体化的治疗。吸入性糖皮质激素（ICS）是目前公认的有效控制哮喘的药物。但有家长会担心，孩子长时间吸入激素是否会有不良反应。其实家长大可放心，由于每次吸入量极少，其安全性和耐受性良好，可较好地改善患儿的肺功能和生活质量。

五、日常生活中该如何帮助孩子进行哮喘管理

在规范治疗下孩子的哮喘得到了很好的控制之后，我们可以在日常生活中采取一些好用的方法来预防哮喘的发作：① 避免诱发因素。家长可以带孩子去医院检测过敏原，根据检查结果，家长可以采取有效的措施规避过敏原。居家需要保持室内良好通风，枕头、被褥、床垫等要经常暴晒从而减少接触尘螨和真菌等常见过敏原来预防哮喘发作。② 个性化的哮喘管理。家长可日常观察孩子的症状，同时使用便携式峰流速仪监测孩子的肺功能，通过数值的记录可以发现哮喘的发作规律。在复查时将这些资料提供给医生，也有助于医生调整治疗用药。③ 饮食及锻炼。多吃蔬菜水果和富含维生素C的食物，选择优质蛋白质，补充消耗的营养。鼓励患儿适当运动，可进行有氧运动如慢跑、游泳等，增加户外活动，提高机体的抗病能力。④ 观察有无哮喘发作先兆。当孩子出现连续打喷嚏、不断咳嗽、烦躁、精神不振、呼吸加快等情况时，一定要引起重视，及时使用应急药物，避免病情进一步恶化。

第三节 犬吠样咳嗽很不妙
——急性感染性喉炎

小明白天有感冒症状,到半夜出现"空空空"的咳嗽声,妈妈赶紧将小明送往医院。幸好小明就医及时,没有生命危险。当孩子出现咳嗽、发热、流鼻涕等症状,家长第一反应是感冒了。然而,小儿急性感染性喉炎与感冒症状相似,却是儿童最严重的急症之一。由于孩子的喉腔窄、喉软骨软,喉部感染后很容易导致喉黏膜肿胀,堵塞喉腔,孩子咳嗽起来像小狗叫,吸气时会发出像公鸡打鸣一样的喉鸣音,这时候家长们务必要重视,赶紧就近就医,如果不及时治疗,可能危及生命。

一、到底啥是喉炎

喉炎,是指喉黏膜的急性炎症,是上呼吸道感染导致的喉部肿胀和发炎。当喉部发炎时,喉、声带及局部组织明显肿胀,使声带之间的缝隙明显缩小(图1-2)。这个时候进入气道的空气就会减少,并且呼吸要比平时费力，会出现呼吸困难。急性喉炎是儿科常见的急症，起病急，进展快，一般在感染后12～48小时内出现发热、声音嘶哑、犬吠样咳嗽和喉鸣等症状，常与上呼吸道感染有关。致病菌可以是病毒、细菌、支原体，以病毒尤其是副流感病毒最多见。常见于6个月～3岁幼儿，并且男孩较女孩更多见，但随着年龄的增加，患急性喉炎的概率会降低，尤其是6岁以上的孩子很少得此病。

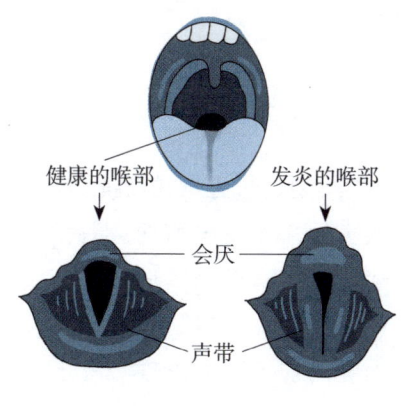

图1-2　喉炎

二、为什么孩子容易得喉炎

孩子容易得喉炎，主要由以下原因所致：① 感染导致。一般多由病毒感染引起，病毒侵入后，攻击人体的免疫系统，降低了人体的免疫力，为继发感染提供了条件。急性喉炎常继发于上呼吸道感染，比如感冒、鼻炎、咽炎等，有时还会继发于麻疹、流感和肺炎。② 儿童喉部解剖及生理特点导致。小儿喉腔狭小，喉软骨柔软，黏膜内血管及淋巴组织丰富，黏膜下组织松弛，易引起喉水肿。加上咳嗽功能不强，分泌物不易排出。喉部神经敏感，受刺激后易引起喉痉挛。③ 胃食管反流病也可引发喉炎。

三、如何判断得了喉炎

急性喉炎的典型症状为声音嘶哑、犬吠样咳嗽。孩子得了急性喉炎后，在发病前期会有发热、咳嗽、流鼻涕等感冒症状。疾病早期以喉痉挛为主，声音嘶哑不严重，主要出现"空空空"的咳嗽声。之后随着声门下区黏膜水肿的加重，可出现吸气不畅，并伴有吸气性喉鸣，严重的会出现喉梗阻导致吸气性呼吸困难，出现面色发青、鼻翼扇动、吸凹征（吸气时锁骨上窝、胸骨上窝、肋间隙处显著凹陷）。由于喉梗阻与缺氧的缘故，孩子常伴有烦躁不安、拒食的症状，尤其在晚上会更严重。因此，有不少孩子是因为呼吸困难、憋醒而就诊。

四、一旦发生喉炎，我们该怎么办

首先，医生会评估孩子的气道情况，孩子有无出现喉梗阻，若没有喉梗阻，仅仅表现为喉炎症状的情况下，可以通过雾化治疗，但需要密切观察患儿的病情变化。若出现喉梗阻症状，医生会根据喉梗阻的程度（表1-1）进行相应的干预，严重者需要气管切开或气管插管治疗，当然这是少数情况。那么，在治疗过程中家长们可以做些什么呢？① 做好安抚，尽可能让孩子安静下来，避免因为哭闹加重气道梗阻的程度；② 雾化吸入期间，要注意观察孩子的面色、精神、反应等情况，一旦出现异常及时通知医护人员；③ 不要随意给孩子喂服抗生素与止咳药物；④ 不要盲目抗拒激素类药物的使用，小剂量的激素有利于疾病控制，不会产生不良影响；⑤ 多喝水、多通风，给予清淡、易消化的饮食。一般情况下经过治疗，3天内症状会逐渐减轻。

表1-1 喉梗阻的分度

分度	临 床 表 现
Ⅰ度	安静时无症状,活动后出现吸气性喉鸣
Ⅱ度	安静时也出现喉鸣和吸气性呼吸困难,但无缺氧表现及心动过速表现
Ⅲ度	除Ⅱ度喉梗阻的表现外,还伴有阵发性哭闹、烦躁不安、恐惧、出汗、面部发绀等症状,以及心率增快表现
Ⅳ度	严重的缺氧导致多脏器功能损害,甚至死亡

五、如何预防喉炎的发生

要预防喉炎的发生,必须做到:① 勤洗手、勤通风,养成良好的生活习惯。② 在感冒流行期间,少去人多拥挤的地方,避免接触患呼吸道疾病的人群,减少二手烟的接触。③ 注意营养均衡摄入,多吃新鲜蔬果,忌辛辣、刺激性食物。④ 根据天气变化及时增减衣物,避免受凉。增加孩子的户外活动时间,增强体质,提高免疫力;⑤ 不滥用抗生素。⑥ 接种疫苗。引起喉炎的病原体,包括病毒、细菌,接种流感疫苗、肺炎十三价疫苗、b型流感嗜血杆菌结合疫苗等可预防相对应病原体导致的喉炎。

第四节 "肺"尽心思认识你
——社区获得性肺炎

"小宝咳嗽加重了,发热也不退,会不会得肺炎了?"由于气温骤降,发热、咳嗽的孩子越来越多,需警惕肺炎的发生。儿童肺炎是儿童常见的呼吸系统疾病,由于儿童年龄小,机体免疫力差,经常出现发热、咳嗽、咳痰、气喘等呼吸道症状。尤其在季节交替期间,更容易受到各种病原体的侵袭,导致呼吸系统疾病增多,甚至发生肺炎。让我们走进"社区",进一步了解社区获得性肺炎。

一、肺炎与"社区"有什么关系

肺炎是当前我国5岁以下儿童死亡的主要原因之一,而其中绝大部分肺炎是社区获得性肺炎。社区获得性肺炎是指在医院外感染的肺炎,但住院后发生的肺炎就不是社区获得性肺炎了吗?这个就牵涉到潜伏期的概念了,病原体进入肺部形成病灶,再导致发病,这是有一个过程的。有些人实际上在院外已经感染,但住进医院后才出现症状,这种情况也属于社区获得性肺炎,因为潜伏期有长有短,入院后发现的肺炎不一定是院内获得的。

二、社区获得性肺炎的"真凶"有哪些

(1)细菌:肺炎链球菌是儿童各年龄段社区获得性肺炎最常见的细菌病原体;金黄色葡萄球菌多感染婴幼儿,该菌感染病死率较高;流感嗜血杆菌感染多见于5岁以下儿童。这几种细菌常引起重症肺炎和坏死性肺炎。

(2)病毒:常见的有呼吸道合胞病毒、流感病毒、腺病毒、副流感病毒和鼻病毒,是婴幼儿乃至学龄前期社区获得性肺炎的常见病原体。

(3)非典型微生物:肺炎支原体是学龄期和学龄前期儿童社区获得性肺炎的常见病原体,1~3岁婴幼儿中亦不少见。沙眼衣原体多感染6个月以下,尤其是3个月以内的婴儿。

另外,还有一部分孩子存在混合感染,年龄越小,越容易发生。

三、如何将这些"真凶"捉拿归案

要将"真凶"捉拿归案,可以进行以下检查或检

测。① 细菌学检查：血培养是细菌性肺炎的确诊依据，有疑似重症细菌性感染的孩子应尽早抽血完成血培养检查；痰涂片和培养，具有一定的参考价值，是目前临床最常用的方法；支气管肺泡灌洗液细菌培养是明确细菌性肺炎的重要依据，但其为有创性检查，不推荐用于所有肺炎的病原体检查。对于常规治疗无效的肺炎患儿、非常见的重症肺炎患儿、免疫功能低下的孩子可进行支气管肺泡灌洗液细菌培养。② 病毒学检查：鼻咽分泌物病毒抗原检测是目前临床最常用的可靠方法，可用于早期快速病原体诊断；鼻咽分泌物病毒核酸检测，可用于早期诊断；病毒特异性 IgM 测定，可作为病毒感染快速诊断的参考方法。③ 肺炎支原体检查：包括血清特异性 IgG、IgM 抗体检测，肺炎支原体 DNA 或 RNA 检测。④ 宏基因二代测序检测：宏基因组高通量测序技术（mNGS）可无偏倚地检测多种病原微生物，呼吸道感染者在 3 天内通过传统实验室检查手段未找到明确病原学依据且经验性抗感染治疗无效时，推荐留取呼吸道标本进行二代测序检测。

对于经验治疗无效以及有并发症的重症孩子应积极开展微生物诊断来寻找病原体，指导进一步合理使用抗菌药物。不推荐对所有社区获得性肺炎孩子常规开展病原微生物检测。

四、得病后有哪些表现，该如何治疗呢

发热、咳嗽、喘鸣、呼吸增快、呼吸困难、胸壁吸气性凹陷、屏气、胸痛、头痛或腹痛均是社区获得性肺炎可能出现的症状。其中发热是社区获得性肺炎的重要症状，当腋温＞38.5℃伴吸凹征时提示病情严重（表1-2）。病毒性肺炎、肺炎支原体肺炎常出现喘鸣，沙眼衣原体肺炎常有类似百日咳样咳嗽。年长儿可伴有胸痛。小于2月龄的婴儿可无发热表现，但伴有吐沫、屏气（呼吸暂停）或呛咳。

儿童社区获得性肺炎初始治疗以经验性治疗为主，轻症以口服抗菌药物治疗为主。重度社区获得性肺炎应住院治疗，并以静脉用药为主。一旦明确病原微生物，立即开始针对性的目标治疗。

表1-2 社区获得性肺炎患儿病情严重度评估

临床表现	轻 度	重 度
一般情况	好	差
拒食或脱水征	无	有
意识障碍	无	有

续 表

临床表现	轻 度	重 度
呼吸频率	正常或略增快	明显增快
发绀	无	有
呼吸困难（呻吟、鼻翼扇动、吸凹征）	无	有
肺浸润范围	≤1/3的肺	多肺叶受累或≥2/3的肺
胸腔积液	无	有
脉搏血氧饱和度	>0.96	≤0.92
肺外并发症	无	有
判断标准	上述所有情况都存在	出现以上任何一种情况

五、社区获得性肺炎会不会传染

引起肺炎的这些病原微生物，往往通过咳嗽、打喷嚏产生的飞沫传播到空气中或者黏附到衣物上。当别的孩子接触到这些"被污染"的空气、衣物时，就可能被传染。日常生活中我们要养成良好的卫生习惯，咳嗽或打喷嚏时，应该用纸巾遮挡口鼻，然后把用过的纸巾丢弃在有盖的垃圾桶内，或者用手臂遮挡口鼻，而不是用手掌去遮挡。

另外，大人也不要随意亲吻孩子，因为口腔中的病原微生物也可能通过亲吻传染给孩子，尤其是生病的大人更应该注意远离孩子。平时注意开窗通风，少去人口密集和通风条件差的公共场所，避免与呼吸道感染者密切接触。有条件的话可以接种流感病毒疫苗、肺炎链球菌疫苗、b型流感嗜血杆菌结合疫苗，这些疫苗可较大程度上预防肺炎，降低病毒感染的风险。

第五节 打呼噜不等于睡得香
——睡眠呼吸暂停综合征

"听,宝宝在打呼噜,睡的多香啊!"不少家长认为宝宝睡觉时打呼噜,肯定是睡得深、睡得香。其实不然,睡觉时打呼噜,可能是患睡眠呼吸暂停综合征的表现哦。如果没有及时治疗会影响孩子面部发育,也就是出现常说的腺样体面容。长期大脑缺氧还会影响孩子的智商。此外,还可能导致内分泌紊乱以及生长发育障碍。因此,家长们需要引起重视,积极治疗哦。

一、什么是睡眠呼吸暂停综合征

我们平时说的打呼噜就是儿童鼾症,医学上称之为睡眠呼吸暂停综合征,其中最常见的类型是阻塞性睡眠呼吸暂停综合征(obstructive sleep apnea syndrome,OSAS)。OSAS为多种原因导致的睡眠时上气道反复塌陷或阻塞,进而出现响亮的鼾声和呼吸暂停的一种疾病。它在儿童中较常见,若不及时干预,可能造成一系列病理改变,如行为异常、认知缺陷、生长发育迟缓等。

二、致病原因及常见表现有哪些

OSAS好发于3～5岁儿童。腺样体和（或）扁桃体肥大是最主要的病因，约占儿童OSAS发病原因的70%。儿童OSAS最常见的夜间症状是睡眠打鼾，可伴有呼吸暂停、憋气、张口呼吸、夜间盗汗、夜尿增多等表现。早晨醒来时可有张口呼吸、晨起头痛、口干的表现。其中张口呼吸会导致上颌骨狭窄、下颌骨后缩和低舌位，长此以往会看到孩子外表的变化，即嘴巴张开、上唇收缩突出、下巴收缩和"长脸"（图1-3），这样的孩子也经常伴有黑眼圈。其他常见表现还包括易激惹、反复上呼吸道感染、耳部感染、语言缺陷、吞咽困难等（表1-3）。典型并发症包括生长发育迟缓、认知障碍以及内分泌、心血管疾病等。

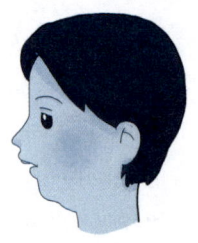 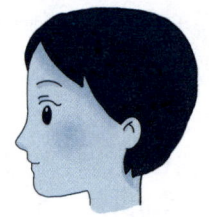

a. 腺样体面容　　　b. 正常面容

图1-3　腺样体面容与正常面容对比

表1-3 儿童OSAS症状

白 天 症 状	夜 间 症 状
行为困难	张口呼吸
不正常的害羞	打鼾
注意力不集中	出汗
反叛或攻击行为	睡眠不安
发育延迟	流涎
语言缺陷	磨牙
吞咽困难	梦游
食欲下降	噩梦
听力下降	继发性夜间遗尿
张口呼吸	
晨起头痛	
口干	

三、哪些情况需要家长们多多关注

睡眠时打鼾是家长们带孩子就医的主要原因。平时需要关注孩子夜间的睡眠情况。如果发现存在张口呼吸、打鼾、睡眠不安、出汗、流口水等情况，需要怀疑是否患有OSAS。此外，还需观察孩子有没有白天嗜睡、多动、烦躁易怒或注意力不集中的现象。关注孩子体格检查结果，评估是否存在生长发育迟缓，扁桃体肥大，唇肌无力、颌骨后缩或前突和牙弓狭窄等面部发育的异常。如果孩子同时伴有体重超标，需要引起高度重视。

四、治疗方法有哪些

通常来说，医生会根据孩子疾病的原因以及它的严重程度而采取不同的治疗方式。如果OSAS的病因主要为腺样体和（或）扁桃体中重度肥大所致的上气道狭窄，确定无手术禁忌时，推荐腺样体和（或）扁桃体切除术作为首选治疗。对于有手术禁忌，希望能够保守治疗的家属或者被医生诊断为轻度或中度OSAS的孩子，可使用鼻用糖皮质激素或口服孟鲁司特钠来改善症状。上述药物有助于促进气道扩张，降低气道炎性反应。如果孩子的腺样体和扁桃体体积正常，或者做了手术症状改善不明显，可尝试使用家用的"持续气道正压"呼吸机。在孩子睡眠期间给他和（或）她佩戴一个与机器相连的口鼻罩，机器会输送空气，帮助维持气道开放。

五、平时需要注意些什么

家长需要帮助孩子做好体重管理。近年来被确诊为OSAS的孩子中肥胖人数占比每年都在递增。肥胖是OSAS的相关危险因素之一，家长应该帮助孩子养成规律的生活习惯，在不影响孩子生长发育及身体健康的基础上，尽可能减少孩子摄取过多的糖分，限制能量摄入和增加能量消耗。家人避免吸烟，因为烟雾会加重孩子的病情。如果孩子有哮喘或季节性过敏，一定要记得避开诱发因素，控制呼吸道的症状。尽量让孩子睡觉时不要仰卧。让孩子采取侧睡的姿势，因为仰睡时舌头容易滑到后方，阻塞住喉咙，加重打鼾的症状。还可以尝试垫高孩子的枕头或床头，也可以起到一些改善作用。鼓励孩子多进行户外锻炼，增强孩子的身体免疫力，减少呼吸道感染的概率，从而减轻打鼾的症状。如果孩子发生了上呼吸道感染，要积极治疗，以减少呼吸道的分泌物，减轻扁桃体的肿大。

第六节 呼吸道不想吃东西
——呼吸道异物

春暖花开之际,公园里一起嬉笑、打闹的孩子们明显增多,但这时候如果有孩子边吃东西边跑,或者口含食物奔跑,很容易发生异物呛入呼吸道。那么,异物呛入呼吸道后,孩子会有哪些表现?家长们到底应该如何应对以及如何避免发生呢?下面跟着我们一起探究呼吸道异物的那些事儿。

一、呼吸道异物知多少

儿童呼吸道异物多发生于3岁以下儿童,其中1~2岁幼儿最多见。呼吸道异物所致儿童死亡占4岁以内儿童意外死亡的第6位。因异物堵塞气道而引起儿童窒息死亡的案例时有发生。儿童呼吸道异物的种类各式各样,如食物类的花生、瓜子、豆类等,骨头类的鱼骨头、鸡骨头等,非食物类的玩具小零件、笔帽等,或液体的吸入,如奶液、油脂类等。对于年幼儿来说,最多见的呼吸道异物是花生仁、瓜子仁等食物类异物。

二、吸入异物后会有哪些表现

孩子吸入异物后的临床表现与孩子的年龄、异物的位置、气道阻塞程度等相关。一般较大的异物多停留在喉或气管内，较小的异物会落入到支气管，由于儿童右侧主支气管较左侧主支气管管腔短、粗、直，呼吸道异物更容易进入右侧主支气管。

喉异物主要表现为声音嘶哑、剧烈咳嗽和喉喘鸣。如果异物较大可导致呼吸困难、口唇青紫，甚至出现窒息表现。如果异物进入气管，则会立即发生剧烈呛咳、面红耳赤并有憋气、呼吸不畅的症状。随着异物进入支气管，症状会相对缓解一些，往往表现为咳嗽、喘息，还有一部分孩子表现为呼吸音减低、发热、发绀和呼吸困难等。

三、一旦发生吸入异物，该怎么办

一旦发现孩子吸入可疑异物，应将孩子送往就近医院救治。但若孩子气道梗阻情况严重，如表现为突然呛咳、不能发音、呼吸急促、面色青紫等情况，应马上进行海姆立克急救法（图1-4）。海姆立克急救法利用冲击腹部——膈肌下软组织，产生向上的压力，压迫两肺下部残留的空气，使之形成一股气流向上冲入气管，将堵住气管、喉部的食物、硬块等异物去除以解除气道梗阻。同时需要拨打急救电话。切记不能盲目用手指去抠，这可能将异物推入到声门下，反而导致完全性气道梗阻，甚至死亡。此外，也不要使用喝醋、咽馒头等方法，很可能在吞咽动作的挤压下将异物卡的更深。

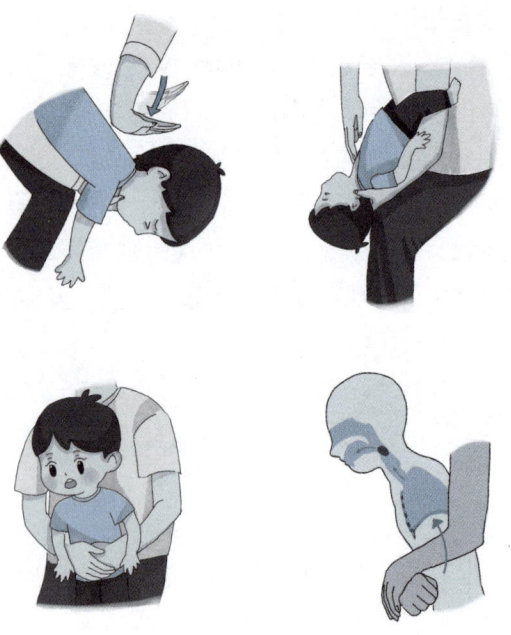

图 1-4 海姆立克急救法

最后，不管异物是否取出，都要及时到医院就诊检查。另外，支气管镜是诊断气道异物的金标准，通过支气管镜取异物是安全、有效的方法，一旦确诊应尽早取出异物。

四、有什么办法可以避免吸入异物吗

呼吸道异物危害严重，预防是关键，如何避免发生误吸呼吸道异物呢？① 家长应注意让孩子保持良好的进食习惯。当孩子在吃饭时，不要引逗他们哭笑或说话，避免吃东西时嬉笑打闹；当孩子在哭闹时，不能硬逼孩子进食，这时候更容易将食物吸入到呼吸道。② 选择适龄的食物种类。3岁以下孩子尽量不要给他吃干果、坚果及含有小骨头的食物，避免发生食物呛入气道。③ 对于喝奶的孩子，喂奶时注意奶嘴孔不易过大，防止孩子吸奶过急引起呛咳。也不要在哭闹时喂奶，以防呛咳或呕吐导致误吸。④ 避免口含物的不良习惯。⑤ 那些容易被孩子误吸的小物件，应该放在孩子不容易够到的地方。⑥ 当孩子出现呕吐时，把头偏向一侧，方便他吐出口腔内容物，以免误吸入气管。

过敏原筛查

过敏性疾病发病率较高,过敏性哮喘、过敏性鼻炎、湿疹等过敏性疾病困扰着很多患儿,影响其身体健康和生活质量。过敏原筛查是一种用于确定个体对何种物质过敏的诊断方法,可以帮助我们找到过敏原,从而避免接触它们,最大限度地减少过敏的复发或加重。过敏原筛查的方法有多种,包括血清特异性IgE检测、皮肤点刺试验、皮肤斑贴试验等。其中,血清特异性IgE检测是目前临床上使用最多的检测方法,适用于各个年龄段,准确性较高。当人体对某一种抗原过敏时,血液中会产生针对这种过敏物质的抗体。检测时抽取3~4毫升静脉血液标本,通过分析人体内的特异性抗体IgE来寻找相对应的过敏原。进行过敏原筛查之后,医生会结合患儿病史进行综合判断。此外,平时也要注意观察、记录可能导致过敏的物质,以进一步明确过敏原。

第二章

胃肠疾病护理

在孩子的成长过程中,他们时常会遇到各种问题,其中消化系统的问题比较常见。与成年人相比,孩子的胃肠功能相对较弱,对外界环境的适应能力及抵抗力也较低,这常常令爸爸妈妈们忧心忡忡,焦虑不已。他们经常询问:"护士,我的孩子最近总是拉肚子,这该怎么办?""孩子又吐了,我该如何是好?"如果不重视这些问题并采取有效的解决措施,可能会导致孩子食欲不振、消化不良,甚至影响其生长发育。本章中我们将详细介绍一些儿童胃肠道常见疾病的护理,如腹泻、便秘、胃食管反流病等。帮助家长们了解儿童胃肠道疾病护理的相关知识,让孩子们有美好"胃"来,健康"肠"相伴。

第一节 肠道的烦恼,一"泻"难收
——腹泻

小明突然捂着肚子跑到妈妈面前说:"妈妈,我的肚子好痛……"随后小明开始频繁地去卫生间,大便次数明显增多,性状也变成了稀水样。他脸色变得苍白,开始感到疲倦,而且拒绝进食。到了医院,医生告诉妈妈,小明可能是吃坏东西导致了腹泻,由于排便次数过多,现在处于轻度脱水的状态,需要立即补充水分和电解质,以防止更严重的情况发生。妈妈听后心中一紧,不由得担忧起来……

一、孩子着凉了,为什么会拉肚子

当孩子吃完东西后,肚子里的食物会先到达胃部,经过初步消化后形成食糜进入小肠,小肠是主要负责食物消化和吸收的场所。之后,食糜会到达大肠,大肠进一步吸收其中的水分形成粪便。孩子的肚子受凉导致肠道痉挛,使得肠道蠕动增快,加速推动食糜前进。当肠道运动太快时,它就没有足够的时间吸收食糜中的水分和营养物质，这样会导致粪便中的水分增多，从而引发腹泻。此外，寒冷的刺激还可能干扰肠道神经内分泌的正常调节，导致肠道的血液循环减少，从而扰乱肠道的功能以及减弱肠道对水分的吸收能力。

二、孩子吃坏了东西，为什么会拉肚子

我们说的"坏东西"通常是指变质腐坏或被致病微生物污染的食物，其中可能包含有害细菌、病毒等。它们会对我们的肠道造成伤害，引发肠道反应。肠道会努力排出这些"坏东西"，结果就会出现腹泻。此外，吃坏东西也可能导致肠道炎症，炎症是身体对伤害的一种保护性反应。当肠道受到"坏东西"的伤害时，身体会启动炎症反应，来清除伤害和修复受损的组织。然而，这种炎症反应也会导致肠道的水分增多，引起腹泻。

三、秋季腹泻，多数是"轮状病毒"搞的鬼

轮状病毒是一类非包膜的双链RNA病毒，主要通过粪口传播途径感染儿童，通常在秋季流行。当孩子接触到被轮状病毒污染的食物或物品时，病毒通常会不经意间侵入口腔，潜入体内。病毒进入人体后，先与肠道

上皮细胞表面的受体结合，继而进入细胞开始大量繁殖，引发肠道细胞的损伤和炎症反应。导致肠道蠕动加快，对水分和电解质的吸收能力下降，引起腹泻。6个月至2岁的婴幼儿容易感染轮状病毒，起病时多伴有发热、呕吐，大便为黄色水样或蛋花汤样，每天数次至数十次不等，没有黏液和腥臭味。大多数轮状病毒感染会自行缓解，病程为3~8天，但对于婴幼儿和免疫系统较弱的个体，感染的症状可能会更严重。

四、孩子拉肚子了，该怎么处理

孩子拉肚子时，很多家长着急给孩子吃止泻药和抗生素，认为只要不拉了就好了。其实不然，腹泻是一种用于清除肠道毒素的保护机制。除非孩子存在严重、难以控制的腹泻，否则一般不建议服用地芬诺酯、苯乙哌啶这类的止泻药。这类药物会抑制肠道蠕动，增加毒素的吸收。不合理的使用抗生素可能会杀灭肠道的有益菌群，导致有害病菌的大量繁殖，进而加重腹泻。

那么，我们究竟该怎么做呢？处理腹泻的原则为调整饮食，预防和纠正脱水。一般来说可以继续进食，选择清淡好吸收的食物，比如小米粥、细面条、水果泥，不要进食辛辣、油腻的食物，以防加重肠道的负担。婴儿可继续母乳喂养或配方奶喂养，尝试减少每次喂养的量，但增加喂养的次数，暂停辅食的添加。口服补液盐可以缓解轻、中度脱水。重度脱水需要及时寻求医生的帮助，进行静脉补液。

除此之外，还要做到合理用药。一般情况下，可以在医生的指导下服用蒙脱石散，它具有吸附病原体，保护肠道黏膜的作用。如果孩子的肠道菌群受到破坏，也可遵医嘱服用双歧杆菌等益生菌，加快病情恢复。

五、如何识别孩子脱水了

识别孩子是否腹泻脱水是非常重要的，以下是一些常见的脱水迹象，可以帮助您判断孩子是否脱水了。① 尿量减少：脱水时，孩子的尿量可能显著减少，甚至完全没有小便排出。② 尿液颜色深黄：孩子的小便因脱水而浓缩，常呈深黄色。③ 口渴：孩子可出现明显的口渴感，频繁要求喝水。④ 口唇和口腔干燥：孩子的口唇因缺水，变得干燥甚至裂开，口腔内干燥感明显。⑤ 疲倦或无精打采：脱水可以导致孩子没有力气、缺乏活力、不想说话。⑥ 眼眶、囟门凹陷：当孩子严重脱水时，眼睛周围的皮肤可出现凹陷。小婴儿还可在头顶触及囟门凹陷。⑦ 哭吵但没有眼泪：婴幼儿可能会因腹部不适而哭吵,但严重脱水时,没有眼泪流出。

如果你注意到孩子出现上述脱水迹象,需要及时采取措施,以防脱水进一步恶化。可以为孩子提供足够的水分,服用口服补液盐,避免让孩子暴露在高温环境中,同时寻求医疗专业人员的帮助,以获得准确的评估和治疗建议。

第二节 揭开"肠阻"不解之谜
——便秘

便便是家长们平时观察孩子近期身体是否健康的"信号",包括它的性状、颜色、频次以及每次排出的量。"哎呀,我家小宝好几天都没拉臭臭了,肚子鼓鼓的,食欲也不好,蹲马桶上半天也拉不出,而且排便的时候总说屁屁很痛。"这可把爸爸妈妈急坏了。带着小宝来到医院,医生诊断小宝得了便秘。小宝妈妈纳闷了,"我们平时给小宝吃得很好啊,顿顿大鱼大肉,怎么会便秘呢?"

一、儿童便秘是什么

便秘是儿童消化系统疾病的一种常见症状,表现为大便干结不通,每周排便次数<3次或有便意但无法排出。便秘包括功能性便秘和器质性便秘两种。器质性便秘多见于先天性病变(如直肠肛门畸形)、继发性病变(如肛裂)以及代谢性病变(如糖尿病)。相较而言,功能性便秘更为常见,指无任何器质性病变而仅有便秘的

临床症状。

二、功能性便秘是怎么发生的

造成功能性便秘的原因有很多，包括：① 进食太少。消化后食物残渣较少，从而导致大便变少。此外，长期的营养不良也会引起肠道动力减弱，吸收减少，进一步加重便秘；② 挑食。多数儿童会偏食精细食物及肉类，而拒绝食用富含膳食纤维的绿叶蔬菜及粗粮；③ 饮水少。饮水少会引起大便干结，导致排便困难；④ 肠道功能异常。一些小朋友未养成按时排便的习惯或是习惯性使用泻药、灌肠等补救措施，从而导致肠道敏感性下降，形成药物依赖；⑤ 胃肠动力异常。结肠或直肠肛门缺乏动力，从而导致大便无法排出；⑥ 精神因素。环境突然改变或精神压力大也会引起便秘；⑦ 药物因素。如阿片类镇痛药、非甾体类抗炎药物、抗组胺药、铁剂、降压药等都会影响便便排出。

三、便便如何才能通畅

对于器质性便秘需要尽早明确病因，有助于对症处理。而功能性便秘，应遵循排出淤积粪便，建立良好饮食习惯的原则，要让孩子多吃粗纤维食物，增加饮水量，从小养成规律排便的好习惯。

1. 清除残余粪便

（1）缓泻剂：① 渗透性泻剂（如乳果糖），可以软化粪便，增加粪便体积，加速便便排出；② 润滑剂（如液体石蜡），通过润滑肠壁并软化大便使其易于排出；③ 刺激性泻剂（如番泻叶），直接刺激肠蠕动，增强肠动力，达到促排便的效果。

（2）促动力药（如多潘立酮）：通过作用于肠道神经末梢，从而加大胃肠动力。

（3）灌肠：多采用生理盐水，用于清除末端肠道积聚的固体粪渣。

（4）益生菌：菌也分好坏哦！像双歧杆菌、嗜酸性乳杆菌、地衣芽孢杆菌等，别看它们名字奇怪，但能够帮助宝宝调节肠道菌群，抑制致病菌繁殖，从而恢复胃肠道的正常蠕动，促进便便排出。

2. 调整饮食结构

平时要多给宝宝吃富含纤维的食物，比如玉米、菠菜、胡萝卜、香蕉、梨子、桃子等，膳食纤维推荐的摄入量为年龄+（5～10）克/天。还应增加每日饮水量（表2-1），起到润滑肠道的作用。

表2-1 不同年龄段每日饮水量推荐

年龄（月/岁）	每日总饮水量（包含食物中所含的水分）
0～6月	700（奶）
7～12月	800（奶、辅食及其他液体）
1～3岁	1 300
4～8岁	1 700
9～13岁（男）	2 400
9～13岁（女）	2 100
14～18岁（男）	3 300
14～18岁（女）	2 300

3. 养成规律排便习惯

排便训练应在小朋友1岁之后进行，排便训练时应选择合适的便盆及排便姿势，坐便时可将小凳子垫在脚下，使双膝高于臀部，同时保持双脚踩实。家长们需要让小朋友熟悉排便时的感觉，排便时应集中注意力，训练时间一般选择晨起或餐后30～60分钟，每天坚持至少2次训练，时间控制在5～10分钟，避免久蹲久坐。排便训练应循序渐进，可配合手掌顺时针按摩腹部的手法，每次3分钟，每天1～2次，以促进肠道蠕动，改善便秘症状。鼓励家长们制定一套完整的排便训练计划，帮助孩子养成规律的排便习惯。此外，鼓励宝宝多多运动，增加活动量也可以在一定程度上缓解便秘。

4. 心理疏导

各种心理行为因素，例如紧张、焦虑、失眠、烦躁等都可能会影响胃肠道功能，导致孩子出现功能性便秘。对于这部分孩子，需要了解不良情绪产生的原因，给予及时疏导和帮助，减轻他们的焦虑感，增强他们处事的信心，从而改善排便问题。

第三节 逆流而上的烦恼
——胃食管反流病

"我们小宝3个月了,总是吃了奶就吐,他不发热、肚肚不胀、也不怎么哭闹,可是体重却不怎么增长,愁死我们了……"新手爸妈碰到类似的问题大都表示难以理解,小宝到底是怎么了呢?不知爸爸妈妈们有没有听说过胃食管反流这一现象呢,为了解开这一谜团,让我们一起来了解什么是胃食管反流?胃食管反流的危害有哪些?我们能做些什么来缓解小宝的症状呢?

一、胃食管反流和胃食管反流病是一回事吗

正常情况下我们的食物进入口腔后经过咽部到达食管,食管通过蠕动再将食物推入胃内,胃中的盐酸、胃液和食物混合在一起形成了食糜,逐步进入十二指肠和小肠进行消化和吸收。胃食管反流是指胃内的食物、胃液反流到食管,甚至反流到口咽部,伴或不伴呕吐症状。胃食管反流在健康婴儿中大多数发作较短暂,一般不会引发不适症状、食管损伤或其他并发症。随着婴

儿发育的逐步成熟，一般在12～18个月时胃食管反流症状可自行好转。相较之下，当反流频繁发作，引发一系列食管内、外症状及严重的并发症时称为胃食管反流病。当小婴儿出现呛咳、频繁呕吐、拒绝进食、体重没有正常增长时爸爸妈妈一定要重视了，须及时就医排除是否发生了胃食管反流病。

二、反流有哪些症状

如果健康的婴儿吃奶后出现吐奶，但没有出现哭吵、吐泡沫、拒食等症状，表现出放松、快乐的状态，很可能是正常的生理现象，大多数不需要治疗且可随年龄增长而逐步缓解。若婴儿吃奶后出现口角溢奶、呛咳、频繁呕吐等须考虑胃食管反流病的可能。学龄前儿童可表现为主动摄食减少、厌食、经常哭泣或难以入睡等。年长儿童可能主诉自觉胃内容物向食管或咽喉部方向流动、胸骨后烧灼感或胸痛、咽下疼痛、便血等症状。反流除了上述症状外，还可能出现其他症状，包括容易出现愤怒或烦躁的情绪，难以安抚；容易从睡梦中醒过来，表现为焦虑不安、反复尖叫、手脚乱打、冒冷汗等；出现吸入性肺炎或窒息、体重不增或生长发育迟缓等。

三、哪些检查可以辅助判断

24小时食管内动态pH监测技术在胃食管反流病的诊断中具有重要作用。动态pH监测可明确食管下段管腔内有无酸反流，为胃食管反流病的诊断提供可靠依据。监测时通过导管将pH电极从鼻腔插入，置于胃与食管交接区上缘5厘米的地方，体外与数据记录仪连接，实时监测食管下段pH变化，持续24小时。动态pH监测实施过程中需注意以下事项：① 监测期间需注意置入体内部分的尺寸，避免发生移位或滑脱。② 维持日常的生活作息，最好不要因为动态pH监测而发生改变。③ 动态pH监测期间，家长需要把孩子发生的重要事件一一记录下来，比如：吃饭、喝水、运动、哭吵、睡觉等。重要事件的记录要精确到分钟，格式为"晚餐：几点几分至几点几分"。事件记录最终与数据互相匹配，进而分析反流与生活习惯的相关性。

评估胃食管反流的严重程度还可以借助上消化道内镜完成，内镜检查可以对食管黏膜的损伤程度进行分级，目前应用最广泛的分级方法是反流性食管炎洛杉矶分级（表2-2）。

表2-2 反流性食管炎洛杉矶分级

- A级：有1个或1个以上食管黏膜破损，直径≤5毫米
- B级：有1个或1个以上食管黏膜破损，直径>5毫米，但没有融合性病变
- C级：黏膜破损有融合，但小于75%食管周径
- D级：黏膜破损融合，至少达到75%食管周径

四、如何改善孩子的反流症状

孩子喂奶后竖抱或趴在家长肩上保持20～30分钟可缓解吐奶，拍嗝也有助于减少吐奶，需要强调的是不要强迫孩子进食，添加辅食时规避易过敏的饮食，可适当增加奶的粘稠度来改善反流。睡觉时可将小朋友的床头抬高30°以及采取左侧卧位的睡姿，可有效控制反流症状，进一步减少胃酸对食管黏膜的损伤。

减少可乐、橙汁、番茄酱等食物的摄入，以免影响胃液的酸度而加重症状。避免摄入较多油腻食物导致胃排空时间延长而加重反流。控制小朋友的体重，减少胃食管反流的诱发因素。二手烟会加重小朋友的反流，家长应让小朋友远离香烟烟雾，即使在户外也应如此。

第四节　别让你的肠胃"溃"不成军
——消化性溃疡

"妈妈，快来看，我今天的便便不是黄色的，有些发黑呀，有问题吗？"妈妈急忙来到小宇身旁，看到便便的颜色有些黑亮，又想到这几天小宇经常说肚子痛，胃口也变得差了，面色还有些苍白，妈妈不放心，带他到医院来检查。医生检查后告诉妈妈小宇得了消化性溃疡。小孩也会得消化性溃疡吗？有办法预防吗？带着这些问题，让我们一起来了解了解什么是消化性溃疡。

一、什么是消化性溃疡

消化性溃疡是指致病因子作用于消化道黏膜产生炎性反应进而形成溃疡，严重的溃疡可穿透黏膜肌层或更深的组织。消化性溃疡的病因尚无明确定论，可能是胃和十二指肠黏膜的攻击因子与黏膜自身防御因子之间失衡的结果，目前已经明确消化性溃疡与幽门螺杆菌感染关系密切。消化性溃疡在各年龄段儿童中均可发病，其中以学龄期儿童多见，不同年龄患儿的临床表现有各自的特点：新生儿多表现为呕血、黑便、腹胀、腹膜炎等；婴儿发病前期可有食欲减退、呕吐，也可表现为呕血、黑便；幼儿常见进食后呕吐、脐周或上腹部疼痛，也可发生呕血、黑便；学龄前及学龄期儿童症状以反复发作的上腹痛、脐周疼痛为主，可有烧灼感、呕血、便血、反酸等，严重者可出现晕厥，甚至是休克。消化性溃疡好发于十二指肠和胃，临床上以十二指肠溃疡较常见（图2-1）。

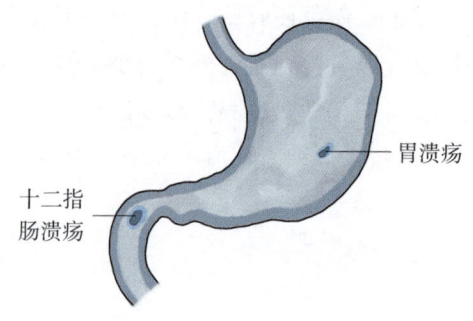

图2-1　消化性溃疡

二、引发消化性溃疡的常见原因有哪些

常见原因包括：① 幽门螺杆菌感染；② 长期服用阿司匹林、布洛芬、尼美舒利等抗炎药；③ 长期服用糖皮质激素；④ 精神创伤、手术等应激因素均可引起消化

性溃疡。其中，幽门螺杆菌感染是消化性溃疡重要的发病原因之一。

三、幽门螺杆菌感染的危害有哪些

幽门螺杆菌感染后会依靠细菌自带的毒素，对胃肠黏膜造成直接伤害，引起炎性反应，诱发慢性胃炎及消化道溃疡。还会影响胃酸的分泌，胃酸分泌过多可能会出现反流、烧心、腹痛、恶心、呕吐等现象。幽门螺杆菌的代谢产物还可导致口腔出现异味，形成口臭。此外，幽门螺杆菌感染可能还与孩子的生长发育落后、营养不良和难治性缺铁性贫血等胃肠外表现有关。

四、如何检测体内有无幽门螺杆菌感染

幽门螺杆菌的检测分为侵入性和非侵入性两大类。侵入性的检测指胃镜检查时使用活检钳取出3块胃黏膜组织（胃体1块、胃窦2块）进行活检，检测方法包括快速尿素酶试验、胃黏膜组织病理学检测等。其中快速尿素酶试验为首选方法，将活检胃黏膜放入试剂中，如含有幽门螺杆菌，则幽门螺杆菌产生的尿素酶会分解试剂中的尿素产生氨，试剂或试纸就变成了红色。这种

方法快速、简单、敏感性高。如果内镜下有幽门螺杆菌感染的表现，会提前在胃窦处多预留一块组织行胃黏膜幽门螺杆菌培养，用于药物敏感试验以制定最佳治疗方案。目前非侵入性检测方法包括^{13}C尿素呼气试验和粪便抗原检测法。^{13}C尿素呼气试验：口服含^{13}C同位素标记的尿素，定植在胃黏膜中的幽门螺杆菌产生的尿素酶会将其分解为13CO_2，并随呼吸排出，通过测定呼出气体中13CO_2含量即可了解是否感染幽门螺杆菌。粪便抗原检测法：幽门螺杆菌定植于胃黏膜上皮细胞表面，随着细胞的不断更新、脱落，部分菌体和代谢产物最后由粪便排出，通过检测粪便抗原也可以判断是否感染了幽门螺杆菌。

五、如何有效避免幽门螺杆菌感染

幽门螺杆菌的主要传播方式是"粪口"和"口口"传播。家庭内成员的传播方式可能是密切接触，共用餐具、牙具，咀嚼食物后喂养小儿等。此外，幼儿园和学校也是预防感染的重要场所。如何有效避免幽门螺杆菌感染，常见方法如下：① 分餐制：进餐时提倡分餐制，大家聚在一起进餐时不要在同一个盘子中夹取菜品，可提前将菜品分成若干份，这样可以避免幽门螺杆菌从一个人的口中被带到盘子的菜品里进而感染他人；② 公筷制：提倡聚餐时使用公筷，也可在较大程度上减少交叉感染的发生；③ 加强手卫生：勤洗手，严格按照七步洗手法，每个步骤保证充足的时间，以减少手部细菌的残留；④ 餐具定期消毒：餐具及时清洁并消毒，可采用煮沸消毒、蒸汽消毒等方法，餐具存放过程中要尽量保持干燥。

第五节 听听肠道的难"炎"之隐
——炎症性肠病

云云妈妈说:"我的孩子说肚子痛半年了,近半月来反复拉肚子,每天解4～5次不成形便,有时还出现口腔溃疡和发热,这半年眼看着她越来越瘦,做任何事都提不起精神。"经过一系列的检查,云云被确诊为克罗恩病,属于炎症性肠病的一种。云云妈妈从未听说过这种疾病,听病友说炎症性肠病又叫"绿色癌症",她的心里更加焦虑了。炎症性肠病究竟是什么疾病呢?它又是否与癌症有关呢?

一、什么是炎症性肠病

炎症性肠病是一组慢性、非特异性、肠道炎症性疾病。溃疡性结肠炎和克罗恩病是炎症性肠病的两种常见的类型。这两种疾病都与肠道免疫反应异常相关,但它们在病理特征和受累部位上有所不同(图2-2)。

溃疡性结肠炎主要累及结肠和直肠,病变局限在肠道黏膜层和黏膜下层,很少波及肠壁全层。典型症状包括腹痛、腹泻（常带有血液和黏液）、体重减轻。患儿可能还会出现贫血、疲劳的症状。

克罗恩病可以发生在整个消化道，从口腔一直延伸到肛门。病变可涉及肠道的任何部位，同时也可影响肠壁全层。典型症状包括反复发热、腹痛、腹泻、贫血、食欲减退和体重减轻。此外，患者还可能出现口腔溃疡、皮肤问题和关节炎等。

虽然炎症性肠病的确切病因尚不清楚，但研究表明遗传因素、免疫系统异常反应、肠道菌群失衡等因素可能在发病机制中起到一定的作用。炎症性肠病的发作和缓解可能会交替出现，且病程各异，有的患儿可能经历较长时间的缓解期，而有的则可能持续症状较重。

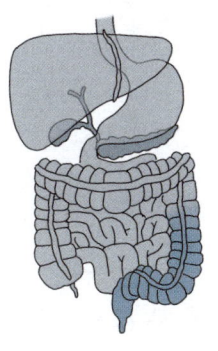 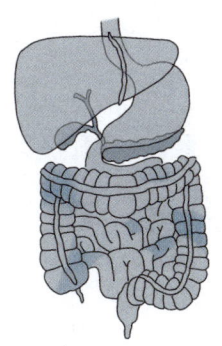

a. 溃疡性结肠炎　　　　b. 克罗恩病

图 2-2　炎症性肠病

二、得了"绿色癌症",如何是好

炎症性肠病由于症状反复、迁延难愈,往往被称为"绿色癌症"。虽然炎症性肠病是一种慢性疾病,但随着医学的进步和诊疗的完善,孩子可以过上正常、有质量的生活。

首先,要明确诊断并与专业的医疗团队进行合作。消化科医护人员将为孩子制定个性化的治疗计划,包括药物治疗、营养支持和必要时的手术。这些治疗方案旨在控制病情、减轻症状和改善生活质量。其次,家庭的支持和理解也非常重要。家长了解炎症性肠病的性质和治疗方法可以更好地支持患儿。保持积极的心态、提供安全的环境和适当的营养是帮助孩子管理疾病的关键。此外,密切监测病情、定期随访和与医生保持良好的沟通也至关重要。炎症性肠病的病情可能会有起伏,时而缓解,时而活动。通过定期随访和及时调整治疗计划,可以更好地控制病情。

虽然炎症性肠病可能对孩子的生活造成一定的影响,但许多孩子通过正确的治疗和合理的生活方式调整,依然能够获得健康、充实的生活。关键是确保孩子得到正确的治疗和支持,同时提供持续的关怀和理解。

三、炎症性肠病患儿如何治疗

当确诊炎症性肠病后，医生通常会为孩子制定个性化的治疗计划，并根据病情严重程度、年龄、体重和其他相关因素进行调整。主要的治疗方案包括药物治疗、营养支持和手术干预。

（1）常用的药物包括抗炎药物（如5-氨基水杨酸盐、糖皮质激素等），用于控制肠道的炎症反应；免疫抑制剂（如硫唑嘌呤、甲氨蝶呤等），可以抑制免疫系统的过度反应；生物制剂（如肿瘤坏死因子α抑制剂等），用于抑制炎症反应；其他药物（如抗生素、胃黏膜保护剂和肠黏膜保护剂等），用于控制感染和缓解症状。

（2）炎症性肠病儿童往往由于摄入不足、吸收不良和消耗增加而导致营养问题，因此，营养支持非常重要。医生可能会建议补充特殊的营养制剂或使用肠外营养，以确保患儿获得充足的营养。

（3）当药物治疗无法有效控制病情或出现严重的并发症时，需要进行手术治疗。手术方式包括回肠末端造口、肠道局部病灶的切除和结肠切除术等。

四、炎症性肠病患儿该怎么吃

对于患有炎症性肠病的儿童，急性期可以用全肠内营养作为一线治疗方案进行诱导缓解治疗，平常的饮食选择和调整可以对病情的控制和缓解起到一定的作用。医护人员会根据患儿的病情和营养需求，提供更具体和个性化的建议。① 避免食用高纤维食物：高纤维食物可能刺激肠道，加重症状。因此，建议患儿选择低纤维食物，如去皮水果、蔬菜汁、米饭、白面包和煮熟的蔬菜。② 避免食用刺激性食物：辛辣食物、咖啡因、酒精和碳酸饮料等可能刺激肠道，引发炎症反应。尽量避免或限制这些食物的摄入。③ 补充足够的蛋白质：蛋白质对于维持营养和修复组织非常重要，选择高质量的蛋白质食物，如瘦肉、鱼、家禽、蛋类和豆类。④ 补充足够的液体：炎症性肠病可能导致腹泻和水分丢失。因此，须确保患儿摄取足够的液体，以防止脱水。这里需要注意，每个孩子的饮食需求和病情不同，家长要与医生或营养师密切合作，以确保患儿获得正确的饮食指导，并且在医生或营养师的指导下进行饮食调整。

第六节 当心祸从口入
——消化道异物

"哎呀,这都是些什么好吃的?这个呢,圆圆滚滚,这个呀,花花绿绿,这个小小的感觉也不错,让我尝尝是什么味道的呀……"孩子尤其是低年龄段的孩子总是对各种事物充满新鲜感,喜欢用嘴巴去探索未知世界,稍有不慎就会"酿成大祸"。消化道异物重在预防,我们家长在日常生活中一定要提高防范意识,给孩子提供安全的成长环境,让孩子从小树立安全观念,防患于未然。

一、消化道异物知多少

消化道异物常见于婴幼儿及学龄前儿童(6月龄至6岁为高发年龄段),按异物滞留部位可分为食道异物、胃内异物以及肠道异物三大类。常见种类(图2-3)主要包括:① 钝性异物:硬

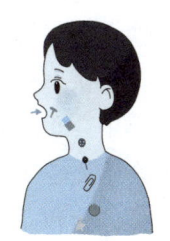

图2-3 常见消化道异物种类

币作为"过气"流通工具常被把玩,是最常见的异物,其他还包括弹珠、纽扣等;② 尖锐异物:骨头、鱼刺、玩具零件、别针、螺丝钉等;③ 电池:纽扣电池最为常见;④ 磁性异物:如磁力珠、磁铁等;⑤ 长条异物:糖果棒、笔帽、电动牙刷头等;⑥ 其他异物:食团、毛发等。其中腐蚀性异物(电池)、尖锐异物、磁性异物等属于高危异物,易造成严重并发症。过长、直径较粗、形状不规则的异物容易嵌顿于食管生理狭窄处、幽门(胃的出口,过长、过粗的异物无法通过)以及肠道弯曲部位。

二、引发消化道异物的常见原因有哪些

孩子的好奇心强,他们出生之后即存在握持、觅食反射,5～6个月时手眼已发育协调,6～7个月开始能独自摆弄小玩具,他们的知觉与视觉、听觉、触觉的发育密切相关。处于口腔期(0～1岁)这一生长发育阶段的孩子会通过吸吮、吞咽、咀嚼等经口活动获得快乐和安全感。小朋友们热衷于通过看、闻、摸、咬等行为全方位体验和探索未知事物的不同属性。他们喜爱鲜艳颜色,但又无法辨别物品是否可食。加之他们的牙齿尚未发育完全,进食快且急,食物还未被充分咀嚼就咽

入消化道，因此，容易将鱼刺、小骨头等异物咽下。若异物经由食管、胃下移，或由于肛门误塞、粪石症等原因，均可导致肠道异物的发生。

三、小朋友误食异物后会有哪些表现

小婴儿不具备清晰的表述能力，可通过其流涎、呕吐、反复哭闹、拒乳、拒食、血性唾液等表现判断；较大儿童拥有自我意识及沟通能力，可以确定吞食异物的种类，明确指出不适部位。具体可表现为吞咽疼痛、吞咽困难、哽噎或胸痛。当颈部出现红肿、触痛可能提示上段食管存在异物穿孔。当异物体积较大压迫气道时可出现咳嗽、喘息或呼吸困难。误食纽扣电池可造成消化道腐蚀、穿孔、狭窄。彩色磁力珠或小磁铁一旦发生成对或多个误吞，磁铁间的强大吸力可能会压迫肠壁造成缺血、坏死。误食质地坚硬、条状、尖锐物品风险较高，可能会划破食管、肠道，从而导致炎症、脓肿甚至出血。上述情况一旦发生，会造成严重后果，家长们一定要提高警惕啦！

四、一旦发生误食异物，我们该怎么办

当怀疑小朋友误吞异物时，可通过X线、超声、

CT、消化内镜、喉镜等检查手段进一步判断异物的类型、数量、部位和滞留时间。80%～90%的异物能通过消化道随粪便自行排出，但少数异物可因其具有腐蚀性或体积较大、质地尖锐、形状不规则等，滞留在消化道狭窄处以及弯曲部位，从而导致严重的症状及并发症，须采取相应治疗措施将异物尽早取出（表2-3）。

表2-3　常见消化道异物的处理

以下情况应及时就医

- 尖锐异物、纽扣电池及引起食管、气管梗阻的食管异物应在2～6小时内紧急内镜处理

- 磁性异物、食管钝性异物、直径＞2.5厘米或长度＞6厘米的胃肠内钝性异物应在24小时内急诊内镜处理

- 胃肠内未达急诊内镜处理标准的钝性异物及其他危害较小或可能自然排出的异物可择期内镜（＞24小时）处理

- 消化道异物合并严重并发症者，如出血、穿孔、梗阻的患儿应行外科手术

五、怎样避免消化道异物发生

避免发生误食异物，预防是关键。①家长们应充分了解消化道异物的病因及危险性，教育小朋友从小树立

安全意识；②为小朋友提供安全的成长环境，避免小朋友接触到微小、易误吞的物品，勿将硬币、纽扣电池、磁力珠等作为小朋友的玩具；③培养小朋友良好的饮食习惯，吃饭时要细嚼慢咽，避免嬉笑打闹；④对于还不会剔核、剔刺、剔骨的孩子，家长应在喂养前协助去除核、刺、骨，避免发生误食。

生长发育监测

消化系统疾病可能引发儿童消化功能紊乱，影响食物的消化和营养素的吸收，进而增加发生急性或慢性营养不良的风险。对有消化系统疾病的孩子进行系统而全面的生长发育监测，是发现潜在营养问题、确保儿童健康成长的关键。身高和体重是反应儿童营养状况最直接的指标。通常以年龄为横坐标，以身高或体重为纵坐标来描记孩子的生长曲线。将所获曲线与同年龄、同性别的人群参考值进行比较以评估孩子生长发育的情况。系列测量过程中，生长曲线偏离原稳定的生长轨迹超过一条主百分位线时为生长波动；测量过程中出现生长曲线偏离原稳定的生长轨迹超过两条主百分位线时为生长异常；若儿童的体重随着身高或年龄增长没有变化时为生长停滞。

上述三种情况应尽快就医，查明原因并给予科学的干预。

第三章

肝胆疾病护理

谈及肝病，许多人认为这是成年人的"特权"。然而，事实并非如此，儿童同样也会罹患肝病，一部分成年人的肝病就是在儿童时期发展起来的。肝脏，作为全年无休的"生化工厂"，承担了人体大部分合成、分解、代谢、储存、解毒等工作。它一直默默无闻地工作，即使受到伤害，有时也不第一时间"抱怨"。有些儿童肝病在早期可能无明显的临床症状，且病情进展缓慢，往往被大家忽视，无法做到早期发现和早期治疗，成为危害儿童健康的"隐形杀手"。随着医学诊断水平的不断提高，儿童肝病疾病谱也随之变化，我们对儿童肝病的关注焦点也进一步更新。除外病毒性肝炎，非病毒性肝脏疾病所占的比例越来越高，下面我们将介绍几种危害儿童健康的肝病的护理。

第一节 小黄人的"危情烦恼"
——婴儿胆汁淤积症

为了给孩子提供最好的喂养方式，小宝妈妈一直坚持母乳喂养。可是别人家宝宝的小脸都是粉粉嫩嫩的，为啥自家宝宝的小脸总是黄黄的呢？小宝妈妈感到十分困惑，从网上查到造成宝宝皮肤发黄的原因可能是得了黄疸（此处指婴儿胆汁淤积症），应该停止母乳喂养，事实真的是这样吗？

一、什么是婴儿胆汁淤积症

婴儿胆汁淤积症是指婴儿期（包括新生儿期）由各种原因引起的胆汁形成、分泌和（或）胆汁排泄异常，使胆汁在肝细胞和胆管内淤积引起的肝脏疾病。婴儿胆汁淤积症是儿童肝病就诊及住院的主要原因之一，病因复杂，诊疗难度大。不同病因造成的疾病诊疗方法不尽相同，采取正确治疗可显著改善疾病的预后。

二、胆汁有哪些作用

胆汁由肝细胞产生,流经各级细小的胆小管,再流入到左、右肝管,然后汇入到较粗的肝总管,在空腹状态下经胆囊管进入胆囊。胆囊就好比是一个小仓库,起到储存胆汁的作用。当我们开始进食时,胆囊就开始工作了,通过收缩,将胆汁沿胆总管排出,最后进入十二指肠。胆汁是人体重要的消化液,不仅可以帮助脂肪在肠道内的消化和吸收,还可以促进脂溶性维生素(A、D、E、K)以及钙、铁的吸收(图3-1)。

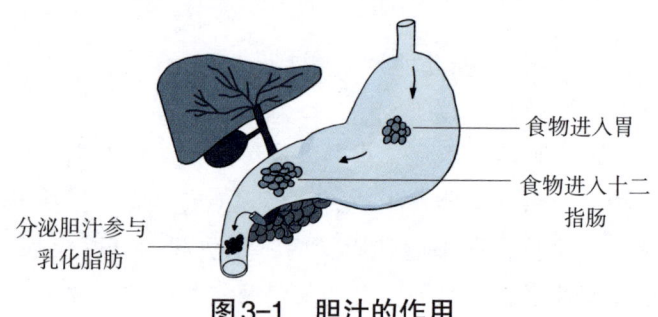

图3-1 胆汁的作用

三、婴儿胆汁淤积症的病因有哪些

婴儿胆汁淤积症病因复杂多样,根据病变部位的不同，可分为肝内病变、肝外病变或同时累及肝内和肝外的病变。① 肝外病变如胆总管囊肿、胆总管穿孔、胆管狭窄、黏稠胆汁综合征、胆石症等。② 肝内病变目前已知的原因已超过百种。常见原因包括宫内感染，内分泌代谢异常（如甲状腺功能低下、垂体柄阻断综合征等）和各种遗传性胆汁淤积综合征（如Citrin缺陷症、酪氨酸血症、半乳糖血症、各种进行性家族性肝内胆汁淤积症、先天性胆汁酸合成障碍、Alagille综合征等）。③ 同时累及肝内和肝外的疾病主要是胆道闭锁，需要尽早诊断、尽早手术。

四、为啥是"小黄人"呢

当胆汁不能正常流入十二指肠时，胆汁中的胆红素会反流入血，引起血清胆红素增高。早期通常无症状，病情进展后可出现皮肤、巩膜黄染，就是我们俗称的"小黄人"。宝宝的皮肤会越来越黄，通常伴有瘙痒，导致皮肤上经常会有抓痕；小便颜色会变深，类似浓茶色小便；部分患者大便颜色会变浅，甚至出现"白陶土样大便"。"小黄人"宝宝除了这些显著的症状外，皮肤还容易出现瘀斑，这是由于维生素K缺乏导致的凝血功能异常的表现。由于脂肪消化吸收不良以及脂溶性维生素的严重缺乏，"小黄人"宝宝往往伴有营养不良和生长发育落后。

五、需要做哪些检查来协助诊断

婴儿胆汁淤积症病因复杂，因此不仅要做常规的血液检验，如血常规、肝功能、凝血功能等，还需要做一些特殊的检查，如血糖、血酮、血尿串联质谱分析、甲状腺功能、皮质醇等测定。影像学检查包括：① 腹部B超：腹部超声检查简便易行，是鉴别有无肝内、外胆管扩张的首选方法。② 腹部CT及MRCP（磁共振胰胆管成像）：腹部CT和MRCP可清楚地显示胆道系统，帮助医生全面了解胆道系统病变部位及程度，准确评估病情。③ ERCP（经内镜逆行性胰胆管造影术）：一般作为MRCP的补充检查，诊断率高，而且能同时进行活检和治疗。④ VCTE（肝脏超声瞬时弹性成像），是目前常用的肝纤维化无创评估检测方法。当常规检查仍无法明确病因时，可行肝脏穿刺活检术，取一小部分肝组织进行分析，协助诊断。

六、"小黄人"该如何治疗

首先要尽快寻找出引起胆汁淤积的原因，针对病因进行治疗。比如有感染的患儿要进行正规的抗感染治疗；患有胆道闭锁或者胆总管囊肿的患儿要积极行外科手术治疗。"小黄人"宝宝同样也鼓励母乳喂养，但一些诊断明确的特殊病例，如希特林蛋白缺乏症、半乳糖血症的患儿应立即停止母乳喂养，建议选用无乳糖配方奶粉；酪氨酸血症的患儿则需要选择低酪氨酸和低苯丙氨酸饮食。所有"小黄人"宝宝都应积极补充脂溶性维生素A、D、E、K，并监测相关指标。其次是采用利胆退黄药物保护肝细胞，比如熊去氧胆酸。部分婴儿胆汁淤积症进展到终末期时，肝移植是目前唯一且有效的治疗手段。

第二节 HBV来袭,别让健康"肝着急"
——乙肝

孕妈妈小美每天都沉浸在即将做母亲的喜悦中,可是心底的不安自从得知自己怀孕的那一刻起始终伴随着她,因为小美是一位乙肝阳性的孕妈妈。乙肝病毒(HBV)存在于自然界,容易通过血液、体液等途径进入人体,在肝脏安家繁衍。许多乙肝家庭的父母都会担心把乙肝病毒传给孩子,影响孩子的健康成长。那么面对乙肝来袭,我们应该如何正确应对呢?

一、什么是"乙肝两对半"

让我们先来认识一下我们的"敌人"吧。乙肝病毒检测需要我们抽血化验乙肝两对半,又称乙肝五项。乙肝病毒免疫学标记一共3对,即表面抗原(HBsAg)和表面抗体(抗HBs或HBsAb)、e抗原(HBeAg)和e抗体(抗HBe或HBeAb)、核心抗原(HBcAg)和核心抗体(抗HBc或HBcAb)。因为核心抗原在血液中不易检测，所以还剩下两对半抗原抗体，这就是人们常说的"乙肝两对半"。其检查的意义在于明确是否感染乙肝及感染的具体情况。

二、什么是母婴传播

在我国母婴传播是乙肝传播的主要途径，母婴传播包括宫内感染、产时感染和产后感染。① 宫内感染。在怀孕期间，母亲血液中的病毒，通过胎盘进入胎儿体内，但真正的宫内感染非常罕见。② 产时感染。在分娩过程中，宝宝的皮肤或黏膜可能出现破损，一旦接触到母亲的血液、羊水或阴道分泌物就可能会感染。③ 产后感染。宝宝出生后，与母亲密切接触（如哺乳），也可能会感染。怀孕母亲HBV-DNA定量越高，越容易发生母婴传播。

三、乙肝母婴传播如何诊断

母亲是乙肝患者，宝宝应在完成乙肝疫苗3针接种后1～2月抽血化验乙肝五项，如果乙肝表面抗原（HBsAg）和（或）HBV-DNA阳性，考虑可能发生了母婴传播。母婴传播的乙肝不是一出生就进行诊断的，新生儿出生24小时内静脉血乙肝表面抗原（HBsAg）和（或）HBV-DNA阳性检测率较高，可能是因为接触母亲血液导致的假阳性。宝宝7～12月龄时，由于已经完成了乙肝疫苗的接种，其阳性结果更具有临床诊断价值，同时还可以了解乙肝疫苗的接种效果。

四、如何阻断母婴传播

想必大家都已经了解了母婴传播是儿童乙肝的主要传播途径，因此阻断母婴传播十分重要。对于一位乙肝孕妈妈而言，首先，应该进行正规的乙肝相关检查，在医生指导下，通过孕早期口服抗病毒药物，降低乙肝病毒的载量，减少母婴传播的风险；其次，婴儿出生12小时内尽早完成乙肝疫苗和乙肝免疫球蛋白的联合免疫治疗，在1、6个月龄时分别接种第2针和第3针乙肝疫苗；最后，要定期进行医学随访，评估乙肝疫苗接种效果。接种乙肝疫苗后人体就会产生抗体，保护我们不被乙肝病毒感染，保护效果至少可以持续15～20年。但是HBsAg阳性母亲或7月龄时低抗HBs水平的儿童，应在2岁前及时加强免疫注射，而不要等到抗HBs阴性再加强免疫注射。随着乙肝疫苗的普遍接种，绝大多数的母婴传播都能被有效阻断。

五、儿童感染乙肝病毒后的表现有哪些

成人感染乙肝病毒后,免疫系统可有效识别并清除病毒,大多数能痊愈。但是,婴幼儿感染乙肝病毒后,由于缺乏有效的免疫应答,大多无法清除乙肝病毒,发展为慢性乙肝患者。我国慢性乙肝病人大多源于幼年时期的感染。婴幼儿感染后,会经历"免疫耐受期""免疫活动期""免疫控制期"及"再活动期"四个时期。"免疫耐受期"时主要表现为"大三阳",虽然DNA水平很高但肝功能正常,影像学检查如B超、肝穿刺肝组织病理检查结果均无异常,处于乙肝病毒携带状态,抗病毒药物对这部分病人的治疗效果不佳,所以暂时不需要治疗。随着年龄的增长,自身免疫系统逐渐发育完善,会从"免疫耐受期"转换成"免疫活动期",出现肝功能异常和转氨酶增高后,需要进行抗病毒治疗。

六、儿童乙肝如何治疗

乙肝病毒本身并不攻击破坏肝细胞,但是感染后免疫损伤会引起肝脏的炎症,长时间的炎症反应会导致肝功能的减退,甚至肝细胞的坏死,所以感染乙肝后须

及时治疗。儿童乙肝病人的抗病毒治疗应根据肝功能水平、血清HBV-DNA检测结果和肝脏受损程度,同时结合病人年龄、家族史和伴随疾病等综合评估。不同年龄的儿童乙肝病人,所选用的抗病毒药物也有所不同。

第三节 糖原工厂罢工后
——肝糖原累积病

明明已经4岁了,身高却只有95厘米(正常身高应该在104厘米左右),明显比同龄孩子矮小,长着一张可爱的娃娃脸,挺着圆鼓鼓的大肚子,妈妈觉得他是营养跟不上,生长发育落后。可是来医院检查后,医生却告诉妈妈,明明得了肝糖原累积病,这是怎么回事呢?

一、什么是肝糖原累积病

人体通过进食和消化分解食物产生的葡萄糖,是人体主要的能量来源,维持着机体的正常功能。我们睡眠时,虽较长时间没有进食,但血糖依旧能维持在正常范围,没有发生低血糖。这是因为人体会将多余的葡萄糖通过一系列酶的作用,合成糖原储存在肝脏及肌肉组织中(图3-2)。当人体饥饿或需要额外的葡萄糖时,肝脏及肌肉中的糖原,也会在酶的作用下重新分解为葡萄糖,维持血糖稳定。因此,肝脏就好比一个糖原的加工厂,当它的工人(酶)罢工后,就无法将糖原

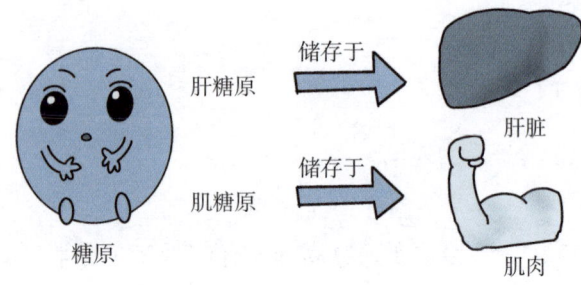

图3-2 糖原储存

分解为葡萄糖。糖原累积病是少数可以治疗的遗传代谢性疾病，共分为12型，其中Ⅰ型最常见，又称肝糖原累积病，约占30%。这些患儿由于缺乏肝内葡萄糖-6-磷酸酶，导致不能有效分解糖原，容易出现低血糖。同时过多的糖原会在肝脏、肌肉等组织中储积，影响脏器功能。

二、肝糖原累积病有哪些表现

肝糖原累积病患儿往往给人的第一印象是面容幼稚、身材矮小、腹部膨隆明显。此类患儿相对而言症状较轻，就像明明一样，常因生长发育迟缓、腹部膨胀等就诊。但是有些家长因未重视而错失治疗时机，导致疾病进一步恶化。糖代谢异常时，很可能会产生过量的乳酸和尿酸，长此以往会导致骨质疏松和高尿酸血症；低血糖可促使脂肪动员，导致高脂血症、脂肪肝等。重症病人在新生儿期即可出现严重低血糖、酸中毒、呼吸困难等症状。虽然是肝脏疾病，进一步检查可以发现，患儿肝功能无明显改变或仅有轻度改变，但是往往会出现严重的低血糖。此外，患儿还可能由于血小板功能减退，导致容易鼻出血或拔牙后出血较难止住；或因腹泻和感染，发生严重的酸中毒，甚至危及生命。

三、什么是生玉米淀粉疗法

我们已经了解，低血糖是其主要症状，因此维持血糖稳定，避免低血糖的发生是治疗的根本。目前主要采取饮食治疗，首选生玉米淀粉疗法。因为生玉米淀粉可以在肠道中缓慢释放葡萄糖，使血糖在较长时间内保持稳定。一般每次1.0～2.5克/千克，以1∶2比例与凉开水混合。每日4～6次，在两餐之间、睡前及夜间服用。使用生玉米淀粉需要注意：① 一般6个月龄后的婴儿才可以食用生玉米淀粉，因为6个月内的婴儿缺乏胰淀粉酶，不能消化玉米淀粉。② 生玉米淀粉不可加热，也不可用热水冲泡，不能与柠檬汁或维生素C一起食用，否则生玉米淀粉中的葡萄糖会很快释放出来。③ 从小剂量开始，逐渐加量，防止出现腹胀或腹泻，可以适当服用肠道益生菌来改善症状。

小于6个月的婴儿可以选用去乳糖奶粉喂养；对于腹泻严重、进食差的患儿应及时就医，在医生的指导下，给予夜间持续滴注葡萄糖或口服配方奶；少量多餐，避免食用过多碳水化合物，防止产生过多的糖原；积极补充多种维生素及钙剂，预防骨质疏松；高尿酸血症者给予低嘌呤饮食，如各类蔬菜、水果等，禁止食用动物内脏、海鲜等高嘌呤食物。在饮食治疗的同时，我们还应采取相应的对症治疗，改善症状，减少远期并发症的发生。

四、预后怎么样

未经正确治疗的患儿，往往因低血糖和酸中毒频繁发作，导致体格和智力发育障碍。高尿酸血症的患儿在青春期会并发痛风。因此，早诊断、早治疗、早干预及长期规律随访对于本病的预后至关重要。患儿通过生玉米淀粉疗法、饮食控制及血糖监测，可取得较好治疗效果，不少患儿在长期治疗后可正常生长发育，即使在成年后停止治疗也不再发生低血糖的症状。

五、肝糖原累积病患儿的父母可以生二胎吗

肝糖原累积病是常染色体隐性遗传病,患儿携带的两个致病基因分别来自父亲和母亲。在进行基因诊断时,需要同时抽取父母的血明确基因突变来源。当患儿父母再次生育时,出现同样疾病患儿的概率为25%。可通过父母基因突变携带情况进行产前诊断或试管婴儿筛查,以达到优生优育的目的。

第四节 传说中的"铜娃娃"
——肝豆状核变性

肝豆状核变性与铜有什么关系呢？为什么患了肝豆状核变性的宝宝会被称为"铜娃娃"呢？"铜娃娃"的疾病会不会很严重？应该怎样照顾"铜娃娃"呢？相信很多家长会有这样的疑惑。接下来，让我们带着这些问题，一起去了解肝豆状核变性，揭开它的神秘面纱吧！

一、"铜娃娃"是什么

膳食矿物质铜是我们宝宝必需的微量元素，在宝宝的胃和近端小肠被吸收，对维持宝宝的健康和正常生理功能具有重要作用。但家长们需要注意，宝宝通过饮食吸收的铜含量远远高于身体所需要的铜含量，一旦宝宝机体排铜的过程发生障碍，宝宝便会发生铜蓄积类疾病。肝豆状核变性疾病正是因为宝宝机体排铜功能出现障碍，导致铜在体内沉积，出现一系列消化和神经系统的表现。所以，肝豆状核变性患儿又被称为"铜娃娃"。

肝豆状核变性又称Wilson病，是一种常染色体隐性遗传的铜代谢障碍疾病，男孩、女孩均有可能患病。任何年龄段均可发病，主要以儿童、青少年常见。以肝脏症状表现为主的多见于9～13岁，神经症状表现为主的多见于15～21岁。

二、"铜娃娃"有哪些表现

"铜娃娃"的表现多种多样，由于宝宝受累器官不同以及疾病严重程度不同而有所区别。主要表现为肝脏或神经系统受损。此外，还会出现眼部异常、溶血、肾脏损伤、骨关节异常等多种表现。肝脏是最常受累的器官，通常患儿都会有不同程度的肝损伤。根据病情轻重程度以及病程长短不同，可表现为无症状、急性肝炎、急性肝衰竭、慢性肝炎、肝硬化等。神经系统常见表现有肌张力障碍、震颤、肢体僵硬、运动迟缓、精神行为异常等。

三、该如何治疗

"铜娃娃"是可以通过药物治疗的，而且治疗越早，对宝宝的伤害就越小。治疗"铜娃娃"的常见药物有两种，第一种是促进铜排出的药物，以青霉胺多见；第二种是减少铜吸收的药物，常见的有葡萄糖酸锌和硫酸锌。服用青霉胺需要注意：① 服用之前，宝宝需要进行过敏试验，皮试阴性才可以服用。② 食物会影响青霉胺的吸收，餐前1小时或餐后2小时服用疗效更好。③ 青霉胺会干扰机体维生素B_6的代谢，需要定时给宝宝监测体内维生素B_6的含量，缺乏时及时补充。④ 定时定量服药，不可随意停药，随意停药会导致宝宝病情反复，甚至进一步加重为肝衰竭。

四、饮食需要注意些什么

低铜饮食联合锌剂治疗可以有效控制铜蓄积对机体的损害，饮食治疗对"铜娃娃"们至关重要。每天进食的食物含铜量不应超过1～1.5毫克，可参照饮食指导表（表3-1）。可以摄入富含锌、锰、钼的食物，如鲤鱼、木耳、海带等，这些食物有助于降低铜的吸收。建议"铜娃娃"食用高氨基酸或高蛋白质饮食，如牛奶。此外，家长们还需要注意煮饭时不要使用铜制的餐具及用具，宝宝饮用水推荐纯净水或蒸馏水。这样可以避免"铜娃娃"体内摄入更多的铜，减轻铜在体内的蓄积。

表3-1 饮食指导表

食物含铜量	推荐度	食 物 类 型
高	禁食	各种动物内脏和血 坚果类（花生、核桃、莲子、板栗、芝麻） 各种豆类及其制品 菌类（香菇及其他菇菌类） 贝壳类（蛤蜊、蛏子、河蚌、牡蛎） 软体动物（乌贼、鱿鱼）；螺类；虾蟹类 腊肉、鸭肉、鹅肉 燕麦、荞麦、小米 紫菜、蒜、芋头、山药 猕猴桃 巧克力、可可、咖啡、茶叶 龙骨、蜈蚣、全蝎等中药
较高	少食	牛羊肉、鸡蛋 马铃薯、糙米、黑米 海带、竹笋、芦荟、菠菜、茄子 香蕉、柠檬、荔枝、桂圆
较低	适宜	橄榄油、鱼类、鸡肉、瘦猪肉、精白米面、颜色浅的蔬菜、苹果、桃子、梨、银耳、葱等

第五节 脂肪太多也不好，宝宝肝脏受不了
——非酒精性脂肪肝

青少年的饮食问题对于父母来说至关重要，健康的饮食习惯可以让孩子们拥有强健的体质。然而，随着快餐、甜品行业的不断发展，薯条、炸鸡、奶茶等高油、高脂、高糖、高热量的食物深受孩子们的喜爱和追捧。饮食环境改变加上家长们的溺爱和过度喂养容易导致儿童肥胖的发生。儿童肥胖会引起许多生理疾病，如高血压、糖尿病、儿童非酒精性脂肪肝等。那么什么是儿童非酒精性脂肪肝呢？可以预防吗？该怎样治疗和护理呢？

一、儿童也有脂肪肝吗

儿童非酒精性脂肪肝是指年龄在18周岁以下的儿童及青少年由于脂肪过度蓄积在肝脏引起的肝脏慢性脂肪变性，该病与肥胖密切相关（图3-3）。肝脏是我们体内最大的营养"加工厂"，我们每天吃进去的食物，在小肠分解吸收后进入到肝脏，在肝脏中进行合成代谢后运

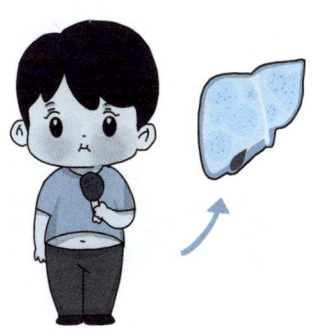

图3-3　儿童脂肪肝

送到全身各个器官,以满足人体所需。这个代谢过程发生不平衡就会导致过多的脂肪进入肝脏,产生儿童非酒精性脂肪肝。非酒精性脂肪肝是一组发生在不同阶段的进行性疾病,分为:① 单纯性脂肪变性:脂肪在肝脏中堆积;② 非酒精性脂肪性肝炎:脂肪堆积引起的炎症(肝脏肿胀);③ 纤维化的非酒精性脂肪性肝炎:肝内结缔组织异常增生;④ 肝硬化:不规则肿块(结节)和肝脏硬化,通常为长期损伤所致。

二、儿童为啥会得脂肪肝

儿童非酒精性脂肪肝大多数发生在肥胖儿童中。我国12～17岁的肥胖青少年中,约45%患有脂肪肝。儿童患非酒精性脂肪肝的因素主要包括环境因素和遗传因素，以下危险因素需要家长们及时关注，避免宝宝面临更高的患病风险。

儿童非酒精性脂肪肝患病危险因素
•超重或肥胖
•有胰岛素抵抗
•患有2型糖尿病
•具有不良饮食习惯，几乎不运动
•有血脂异常（血脂水平不正常）
•基因中携带某些变异
•有睡眠呼吸暂停

三、儿童患病后会有哪些表现

大多数患有非酒精性脂肪肝的儿童在疾病早期通常不会出现任何表现。一旦肝脏发生严重损害，会出现以下表现，包括腹痛、疲劳、易怒、头痛、难以集中注意力、情绪低落、焦虑，以及关节附近、颈后和上背部皮肤出现颜色变化。如果病情持续发展为肝硬化，会出现黄疸（皮肤及巩膜发黄）、皮肤瘙痒、下腹部肿胀、容易产生瘀伤等。

四、治疗方案有哪些呢

目前儿童非酒精性脂肪肝疾病的一线治疗方案包括两部分内容：健康饮食和良好的生活方式。健康饮食包括：① 避免饮用含糖饮料，鼓励多喝水；② 避免摄入油炸食物；③ 每天摄入均衡的水果和蔬菜；④ 日常饮食中加入豆类，以增加纤维摄入量；⑤ 为儿童提供适量的食物来控制儿童饮食，避免为儿童提供成人份量的食物。良好的生活方式包括：① 每天应至少进行60分钟的体育锻炼；② 每天睡眠时间要充足；③ 每天看屏幕的时间少于2小时。希望家长们在日常生活中能够熟练掌握并应用这些健康指导，促进疾病恢复。

- 目前不推荐减肥手术作为儿童非酒精性脂肪肝的治疗。对于体重指数≥35同时伴有其他严重合并症（如2型糖尿病、严重阻塞性睡眠呼吸暂停、特发性颅内高压）且不伴有肝硬化的脂肪肝儿童，必要时可以行减重手术
- 建议脂肪肝儿童，每年至少随访一次，监测疾病进展并提供治疗
- 应常规接种甲型肝炎、乙型肝炎疫苗

五、早期筛查很重要哦

目前尚无经批准的治疗儿童非酒精性脂肪肝的药物。肥胖是引起儿童非酒精性脂肪肝的重要因素，家长们可以通过给孩子提供健康饮食、督促孩子定期锻炼和减肥等方式，来减少肝脏中的脂肪量，降低患病风险。早期筛查对预防儿童非酒精性脂肪肝具有重要作用，需要筛查的人群如下。

儿童非酒精性脂肪肝早期筛查人群

- 所有9～11岁肥胖儿童（体重指数≥95）
- 存在额外危险因素的超重儿童（85≤体重指数＜95），具体包括中心性肥胖、胰岛素抵抗、糖尿病前期或糖尿病、脂代谢异常、睡眠呼吸暂停综合征或有脂肪肝家族史
- 存在肥胖、胰岛素抵抗、糖尿病、血脂异常等高风险因素的患儿；以及脂肪肝患儿的兄弟姐妹

第六节 让罕见被"看见",另类的肝病
——Alagille综合征

Alagille综合征是一种罕见的肝脏疾病,在全世界范围内发病率非常低。当我们的孩子被诊断为Alagille综合征时,家长内心会感到困惑、不安和焦虑。但是,了解该病的基本知识,可以帮助我们更好地应对孩子的病情,并为他们提供更全面的照护。接下来,让我们一起了解罕见病Alagille综合征吧,让罕见被看见和被重视。

一、什么是Alagille综合征

Alagille综合征又称先天性肝内胆管发育不良症、动脉-肝脏发育不良综合征等,是一种常染色体显性遗传疾病,可累及多系统,男孩、女孩均有可能患病。随着家系研究和基因检测技术的开展,近年来报道的病例数逐渐增多,特定人群患病率达1/30 000。

二、为什么宝宝会得病

罹患Alagille综合征的主要原因是遗传因素。孩子出生前,身体器官在发育过程中,一些基因出现了异常,导致身体的某些部分无法正常发育。基因就像是建筑师,如果建筑师的图纸有问题,房子就建不好。这些异常的基因可能是家长遗传给孩子的,也可能是孩子在发育过程中自己产生的。

三、Alagille综合征的表现有哪些

Alagille综合征的表现多种多样,疾病可以造成多个系统或器官受累,最常见的有肝脏、心脏、骨骼、眼睛和颜面部,常以婴儿胆汁淤积为突出表现(表3-2)。

表3-2 Alagille综合征的表现

部位	常见表现
肝脏	胆汁淤积(黄疸、皮肤瘙痒、白陶土样大便及高胆固醇血症)、肝大、脾大、黄瘤
心脏	心脏杂音、法洛四联症、室间隔缺损、房间隔缺损等

续　表

部位	常　见　表　现
骨骼	脊柱畸形，X线可见蝶形椎骨、椎体融合、隐性脊柱裂等
眼部	角膜后胚胎环、青光眼、角膜巩膜发育不全、白内障等
面部	前额高凸、眼窝中度凹陷、耳郭突出、尖下巴及马鞍或直鼻梁、整张脸犹如一个三角形，呈"V"字形
肾脏	肾小管性酸中毒、肾发育不良、蛋白尿及肾囊肿等
其它	生长发育障碍、运动迟缓、胰腺功能不全、牙齿色素沉着等

四、该如何治疗

Alagille综合征是由基因突变引起的遗传性疾病，目前无法治愈。治疗以缓解症状为主。常用药物包括：① 熊去氧胆酸：促进胆汁的排泄，可以改善瘙痒、黄瘤和胆汁淤积等症状；② 苯巴比妥：肝微粒体药物氧化酶的快速诱导剂，可降低致瘙痒物质的浓度，减轻瘙痒；③ 消胆胺：在小肠腔内吸附胆汁酸，增加粪便中胆汁酸的排出，减少胆汁酸肠肝循环，降低血清总胆汁酸和胆固醇水平；④ 脂溶性维生素A、D、E、K：个体化用药，补充机体所缺乏的脂溶性维生素。用药时，每

3～6个月监测一次孩子的血清指标。居家用药时应明确用药时间和用药剂量,不可随意停药和调整药量。同时要学会观察孩子用药后的不良反应,如出现黄疸加重、大便次数增多等症状,应及时就医。

五、该如何照护孩子

Alagille综合征的表现多种多样,家长在日常照护过程中应该及时观察以下内容(表3-3),并采取相应的护理措施。

表3-3 Alagille综合征的观察内容

表 现	观 察 内 容
黄疸	皮肤颜色有无变黄、变黄的程度和范围 小便颜色有无变黄、小便的次数和量 大便颜色有无变白、大便的次数和量
瘙痒	有无抓挠皮肤、皮肤有无抓破
黄瘤	有无出现黄瘤,黄瘤的部位、数量、大小
肝大	有无出现肝大
脾大	有无出现脾大
纳差	有无食欲下降、腹胀、腹痛

（1）皮肤护理可以缓解瘙痒，具体护理内容包括① 勤剪指甲，避免孩子抓破皮肤。② 避免穿戴容易引起皮肤刺激的衣物，选择宽大、松软舒适的棉布料。③ 洗澡时间不宜过长，水温不宜过高。④ 洗澡时，避免使用碱性强的肥皂，适当使用润肤剂，保持皮肤湿润。

（2）药物治疗联合饮食管理也有利于缓解瘙痒症状，具体包括：① 多喝水，补充身体所需要的水分。② 选择清淡饮食，多食富含维生素C、维生素A和维生素E的蔬菜水果。③ 忌食辛辣刺激类和海鲜类食品。

（3）家长应积极寻求医护人员的帮助，了解疾病的相关知识。多与孩子沟通，帮助孩子正视疾病，缓解其自卑情绪，避免陷入消极状态。

遗传代谢性肝病的基因检测

遗传代谢性肝病种类繁多，目前可确诊的有600余种，包括肝糖原累积病、肝豆状核变性、Alagille综合征等。随着医学的进步，遗传代谢性肝病逐渐被人们认识，这是一类基因突变所致的疾病。大多数为常染色体隐性遗传，少数为常染色体显性遗传、性染色体遗传。突变基因可能是因为父母携带遗传，也可能是在胚胎发育过程中由于疾病感染、用药等原因导致的后天突变。基因检测是确诊遗传代谢性肝病的金标准，可以帮助患儿明确病因、进行精准的临床干预以及帮助判断疾病的预后。同时，还可为优生优育提供遗传咨询依据。需要注意的是，遗传代谢性肝病并非仅见于儿童，有些可在成年后发病，有些隐匿性疾病可于儿童期发病，但因未被发现进而延续至成人。无家族史的患儿也不能完全排除遗传代谢性肝病的可能，后天环境与疾病的发生有着密切的关联。因此，在诊断遗传代谢性肝病时，除外分析临床表现、实验室检查结果、影像及病理等，还建议行基因检测以辅助诊断。

第四章

检查围手术期护理

呼吸、消化系统疾病虽是儿童的常见病、高发病，但往往病因复杂多样，需要采取一些特殊的检查来进一步明确病因，如纤维支气管镜、胃肠镜、胶囊内镜、经皮肝脏活检等。这些特殊检查一般涵盖检查前准备、检查中注意事项及检查后观察三个阶段。由于大多数孩子及其家属对于这些特殊检查较陌生，缺乏相关知识，容易产生紧张、焦虑的情绪，甚至手忙脚乱，导致无法有效地配合医护人员。为了帮助孩子顺利完成检查，孩子及家长需要充分了解检查的目的及注意事项，在检查过程中做到"心中有数，检查不慌"，配合医护人员顺利完成检查。下面我们就为您详细讲解关于这些特殊检查的相关事宜。

第一节 "纤"入为主，一探究"镜"
——纤维支气管镜

进入秋冬季节，校园里的小朋友们发热、咳嗽的现象明显增多，部分孩子可能还会出现咳嗽加重、高热不退、精神萎靡、喘息等症状。爸爸妈妈非常着急，带着孩子来到医院。经过一系列检查后，医生建议住院并行纤维支气管镜（以下简称纤支镜）检查，纤支镜检查俗话称"洗肺"。爸爸妈妈一听要"洗肺"，顿时慌了神："洗肺"怎么洗呀？孩子有什么危险吗……？爸爸妈妈的疑问一个接一个，下面我们就详细介绍下纤支镜检查到底是怎么回事。

一、纤维支气管镜是什么

纤维支气管镜（纤支镜）是一根细长的软镜，这根镜子的头端带有光源和镜头，它柔软可弯曲，导光能力强，视野清晰。纤支镜检查是将这根细长的软镜从小朋友的鼻腔或口腔置入，经过声门进入气管、主支气管、叶支气管和部分段支气管，可通过抽吸气道内分泌物或利用生理盐水冲洗黏稠的分泌物，解除分泌物的堵塞、改善通气并可有效控制感染。纤支镜检查可用于观察上下气道黏膜外观及完整性，对气道进行动态评估，发现气道梗阻的原因；可收集支气管肺泡灌洗的分泌物进行检验，为疾病治疗提供依据；治疗性灌洗可清除部分气道的分泌物及用于肺泡蛋白沉积症的治疗；支气管镜刷检可获得气道上皮细胞以明确细胞内病原体；经支气管镜肺活检还可用于诊断弥漫性肺部疾病。

二、哪些小朋友需要进行纤支镜检查

纤支镜检查是肺部疾病临床诊断和治疗的重要手段，在肺部疾病的评估和治疗中发挥了非常重要的作用。当孩子进行了一系列常规检查后仍不能明确诊断或治疗需要时可考虑行纤支镜，具体情况包括不明原因的喘鸣；不明原因的慢性咳嗽；反复呼吸道感染；不明原因的咯血、痰中带血；异物吸入；黏液栓致气道梗阻；肺部炎症和疑似感染；间质性肺疾病；可疑食管–气管瘘存在；支气管的局部治疗。

三、检查前要做好哪些准备

纤支镜检查前需备齐孩子最近的胸部X线片或胸部

CT，完善血常规、凝血功能、心电图等各项检验和检查，医生充分评估临床资料后与家属讲解纤支镜的操作过程以及在操作中可能出现的问题，使家属对纤支镜检查有正确的认识并签署知情同意书。

纤支镜检查前会根据孩子的病情评估结果、操作方式、操作目的等决定麻醉方式。不同的喂养方案，禁食时间不同。母乳一般禁食4小时，配方奶喂养禁食6小时、固体食物禁食8小时。检查前打好留置针，必要时术前输注含糖液体，防止婴幼儿禁食后发生低血糖或脱水，还可用于术中镇静药物的使用。检查前30分钟需要给小朋友肌肉注射阿托品，防止迷走神经兴奋引起心动过缓，还可减少气道内分泌物，增加操作视野清晰度。孩子进入检查室后使用利多卡因气雾剂对口咽、鼻腔进行表面麻醉，以达到黏膜麻醉的目的，减轻操作时的不适感。连接心电监护仪监测孩子的心率、呼吸和血氧饱和度，并给予氧气吸入。

四、检查后需要注意哪些

纤支镜检查结束后孩子需卧床休息，短时间内少说话，拉好床档，注意安全，防止坠床或跌倒发生。给予心电监护，监测孩子的心率、呼吸与血氧饱和度。检查后禁食、禁水2小时，2小时后可饮用少量温开水，无呛咳可进食温凉流质食物或半流质食物，逐渐恢复至正常饮食。

纤支镜检查后，部分孩子可能出现阵发性咳嗽，这是因为支气管镜插入气管导致平滑肌痉挛或是支气管肺泡灌洗导致的刺激性咳嗽，轻症可自行缓解，重者给予雾化吸入治疗。雾化药物可直接作用于气道，起效迅速，以减轻支气管痉挛，缓解不适。鼻黏膜较干燥时气管镜的插入可能导致鼻黏膜出血，大多数情况可自行停止，对于持续出血的孩子可使用冰盐水或肾上腺素棉球填塞来达到止血的目的。平素鼻黏膜容易出血的小朋友，气管镜可以经口腔送入气道。还有的孩子在纤支镜检查后可能会出现发热反应，多数与黏膜组织创伤、细胞因子释放、机体应激反应有关。此时，需要多多观察孩子的体温变化，医生也会根据孩子的临床症状、实验室检查结果等给予相应的治疗措施。纤支镜检查结束后还需要多多重视孩子的主诉，如有呼吸困难、胸闷、胸痛等表现还需警惕气胸的发生。

第二节 胃镜全流程解密,看完不再"畏"镜

——胃镜

暑假来临,最开心的莫属小朋友们了。没有了课业的压力,可以跟随家长参加各种聚会,桌子上的食物也是来者不拒。冷的、热的、烧烤、油炸食品、碳酸饮料……这不,刚开学,小鹏就出现了频繁的嗳气、反酸症状,有时还有烧心感。爸爸妈妈都被小鹏吓到了,赶紧带他来到医院。医生看过后开出了胃镜检查的预约单。小鹏哭着问妈妈,胃镜是什么呀?痛不痛呀?怎么做的呀?下面我们就胃镜的相关知识跟大家说一说。

一、胃镜是什么

胃镜是一根纤细柔软的管子,它的头端有一个微型摄像机,按照循腔进镜的原则,依次经过口腔、咽喉、食管、贲门、胃体、胃窦、幽门,进入十二指肠球部、降部进行观察并保存图片,通过这个摄像机可以看到小朋友食道和胃里的情况。胃镜对上消化道疾病的诊断有

很重要的意义，它可以清楚地显现上消化道各个视野黏膜的图像，尤其是对微小的病变也能"明察秋毫"，还能对可疑病变部位进行病理活检及细胞学检查。儿童胃镜适用于各年龄段儿童，新生儿也可以做哦。现在还有一种超细电子胃镜，直径仅为5.9毫米，只有筷子一般粗细，拍摄的彩色图像非常清晰，色彩逼真，并具有放大功能，适用于有食管狭窄、食管胃吻合口狭窄问题的孩子。

二、哪些孩子需要行胃镜检查

当孩子出现下列症状时，家长们可一定不能掉以轻心，需要及时就医接受胃镜检查，包括：① 不明原因上腹痛或脐周疼痛；② 不明原因呕吐；③ 上消化道出血，如呕血、黑便；④ 不明原因腹泻；⑤ 不明原因胸痛；⑥ 不明原因贫血；⑦ 上消化道异物或食物嵌塞；⑧ 吞咽困难；⑨ 体重减轻、生长迟缓；⑩ 其他系统疾病累及上消化道。

三、胃镜检查前要做好哪些准备

胃镜检查前医生需要详细了解小朋友的疾病经过，

对孩子进行全面的体格检查以及完成血液化验。全麻胃镜检查还需完成心电图和胸片检查。孩子口腔内如有松动的牙齿，需要提前至口腔科就诊，避免操作过程中发生牙齿脱落造成误吸。如果刚接受了消化道钡餐检查，要等到钡剂排空后（一般需要等待3天以上）再行胃镜检查，以免钡剂覆盖在胃黏膜处影响胃镜观察哦。

不同的喂养方案，禁食时间也不同。母乳喂养一般需禁食4小时，配方奶喂养禁食6小时，固体食物喂养禁食8小时。如果孩子存在胃动力不足、食管扩张、幽门梗阻等情况，需在医生指导下进一步延长禁食时间，必要时给予补液支持。胃镜检查前10～15分钟需口服咽喉部麻醉剂，如盐酸达克罗宁胶浆，可以起到表面麻醉、润滑的作用，以减轻插镜时咽喉部的不适，还可以祛除胃肠道内的泡沫，使视野更加清晰。

四、检查中该怎么配合

胃镜检查时孩子需要往左边侧睡，衣领及裤带要松开，双下肢屈曲。嘴巴需要咬住一次性医用口垫，因为这样可以保持张口状态，以减少舌部、牙齿的干扰，确保内镜能够顺利进出口腔，还可防止牙齿咬坏内镜。检查时会有医护人员全程陪同并给予安抚。进镜后，孩子的身体及头部尽量不要转动，以防镜子滑脱、损坏镜子或伤及内脏。麻醉胃镜痛苦小，孩子睡一觉，检查就做完了。如果不麻醉，检查过程中会有恶心、腹胀、腹痛的感觉，这时可以尝试用鼻子吸气，嘴巴呼气，实在不能忍受的话，可用手势向操作者示意，以便采取必要措施。

五、检查后怎么做才是正确的

胃镜检查结束后，孩子需要留观30分钟，期间可能会出现短暂的恶心、呕吐、咽痛、声音嘶哑等，一般不需要特殊处理，适当休息后可自行缓解。如进行黏膜组织活检，可在检查2小时后进食温凉半流质或软烂食物（如粥、面条、软饭等），避免刺激性食物的摄入，以减少粗糙、刺激性食物对胃黏膜创面的摩擦，避免出血。做麻醉胃镜孩子的家长需要特别注意，检查结束后麻醉作用可能还没有完全消失，需加强看护，防止跌倒。此外，麻醉胃镜后过早进食、进饮容易引起误吸，建议4~6小时后再尝试适量进食。一部分孩子检查后1~4天里，还有可能感到咽部不适或些许疼痛，多数情况下不影响进食，可以正常上课。需要注意的是，如果孩子出现反复剧烈呕吐、呕血、腹部剧烈疼痛、腹胀等严重不适时，须即刻就医。

第三节　镜观世界，健康"肠"来
——结肠镜

"您的孩子有腹痛、腹泻和便血的情况，建议做结肠镜检查来进一步明确诊断。""医生，我的孩子这么小可以做结肠镜吗？我只听说大人会做，小孩子做会不会有什么危险呀？"这些是家长们面对儿童结肠镜检查常见的疑虑。其实儿童结肠镜检查已经是常规的医疗检查手段了，被广泛地应用于儿童肠道疾病的筛查和诊治。不过检查前、后有一些注意事项需要家长们关注哦。

一、儿童肚子痛，为什么医生建议做结肠镜

首先我们来了解一下什么是结肠镜。电子结肠镜属于电子内镜，通常配备内镜图像处理器和内镜光源，用于肠道检查和治疗（图4-1）。检查过程简单地说是通过柔软且可弯曲的管状器械插入肛门并沿着结肠逐渐推进，因结肠镜末端植入了摄像头，所以医生可以直接观察消化道内部的病变情况，并进行必要的组织活检以进行病理学分析。

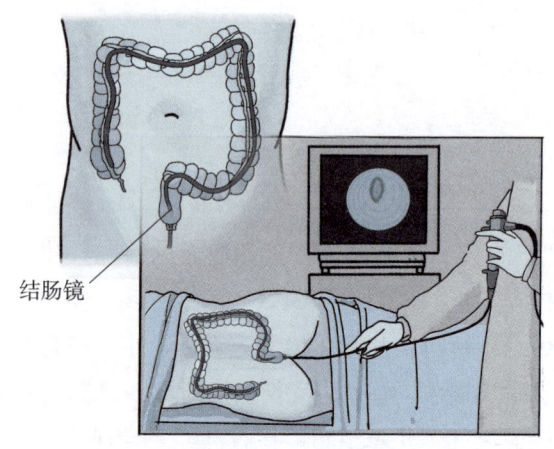

图 4-1 结肠镜检查

结肠镜检查在诊断和监测许多下消化道疾病中发挥着重要的作用，包括炎症性肠病、息肉、肿瘤和其他结构性异常。通过结肠镜检查，医生可以直接观察到黏膜炎症、溃疡、出血、肿块、异物或肠梗阻等病变，并获取活检样本进行病理学分析，以帮助明确诊断。

二、结肠镜检查前需要评估哪些内容

首先，医护人员会详细询问孩子的症状，比如有没有腹痛、腹泻、便血和体重下降等情况，还有症状持续的时间、频率和严重程度等。其次，还会询问家族中有没有其他人存在消化系统疾病，比如炎症性肠病、肠息肉等。然后，医护人员会仔细触诊孩子的腹部，寻找异常的压痛和包块。还会评估孩子的身高、体重和生长曲线的变化，了解是否存在发育迟缓或体重下降的情况。最后，一些辅助检查也必不可少，比如：① 血液检查，包括全血细胞计数、炎症指标（如C-反应蛋白）、贫血指标等，用以评估孩子的血液状态和炎症程度；② 粪便检查：用以排除感染、寄生虫等情况；③ 影像学检查：如腹部超声、X线和CT扫描，可以帮助医生获得更多消化道结构异常的信息。

三、肠道准备是什么

在进行结肠镜检查之前，孩子需要服用导泻药以排出粪便，保持肠道清洁，这个过程也被称为肠道准备。只有肠道准备合格，内镜医生才能够准确、清晰地观察肠道内部。常用的儿童导泻药包括复方聚乙二醇电解质散、乳果糖、甘露醇、番泻叶等。孩子需要根据要求按时、按量服用药物。服用导泻药后，孩子会反复如厕。在此期间，须确保孩子充足的水分摄入，以避免脱水。

肠道准备的前一天，孩子需要避免进食高纤维食物、坚果、蔬菜和带皮水果等,因为这些食物的纤维含量很高,有助于粪便成型。因此,需要选择低纤维食物,如去皮水果、蔬菜汁、牛奶或功能性饮料等。

在医院内,医生和护士通常采用改良BSFS粪便性状评估表来评估孩子肠道准备是否合格(图4-2)。随着排便次数的增加,最后解出的粪便需要达到8分的状态,

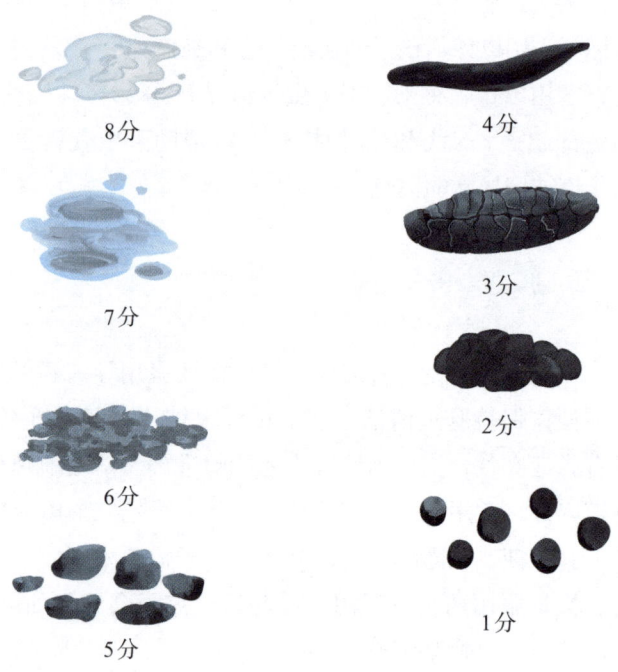

图4-2 改良BSFS粪便性状评估表

即无粪渣的清水样。这里需要注意的是孩子在肠道准备过程中，粪便性状可能会反复，即一会稀薄但一会又稠厚了。因此，每次解便都要观察，临近检查的解便性状需要重点评估。

四、结肠镜检查后需要注意些什么

儿童结肠镜检查一般需在全身麻醉下进行，检查后孩子会被送往复苏室，在那里医务人员会密切观察孩子的恢复情况，包括监测孩子的血压、心率和呼吸等生命体征。孩子顺利清醒后，会被送往病房。医生和护士会要求孩子去枕平卧，禁食、禁水6个小时，这是为了减少麻醉反应导致胃内容物反流后被误吸入气道的可能性。等到可以吃东西了，需给予孩子清淡饮食，避免辛辣刺激、油腻难消化的食物。遵循少量多餐的原则，逐步增加饮食量直至恢复正常饮食，不可暴饮暴食。

结肠镜检查时，内镜医生通常需要在结肠的不同部位中钳取一些标本进行病理检查，这可能导致局部组织微量出血，一般不会引起特别严重的出血症状，但仍需关注孩子的粪便性状，如有异常，需及时告知医护人员。部分孩子结肠镜检查结束后会说肚子痛，这可能是操作带来的肠道不适,休息后可以缓解。但如果疼痛剧烈,持续加重,出现恶心、呕吐、腹胀等,要警惕肠穿孔的可能。虽然发生肠穿孔的概率非常低,但不能掉以轻心,需要及时向医护人员告知情况,以便采取急救措施。

第四节　一场无所畏惧的肠道旅行
——胶囊内镜

"我们已经给孩子做过胃镜和肠镜了，还要做胶囊内镜吗，它和胃肠镜检查有什么不一样呀？"很多家长都有这样的疑惑。胃镜主要用来探查食管、胃部和十二指肠的情况，也就是消化道的起始端。肠镜指的是结肠镜，能看到消化道的末端，即直肠、结肠的情况。但是消化道最长的中间段小肠，由于其蜿蜒曲折，长度达2～4米，无法通过上述两种设备探查到，需要借助胶囊内镜才能拍摄到内部的情况。自1999年人类吞下第一颗胶囊内镜已有20余年，这项技术的快速发展和不断改进使其成为儿科胃肠医学诊断中的重要工具，它具有操作便捷、无创伤、痛苦小等优势，为医护人员提供了一种安全、有效的观察人体全消化道状况的方式。

一、什么是胶囊内镜

胶囊内镜，全名"智能胶囊消化道内镜系统"。顾名思义,是一种外形似胶囊,顶端带微型摄像头的非侵入性检查工具。经典的胶囊内镜由外壳、光源、成像系统、传感器、电池、发射模块及天线组成,长度约25.4毫米,直径约11毫米。它的内部装有摄像头、光源、电池和无线传输设备,主要用于检查小肠的情况(图4-3)。它与前两节内容提到的胃镜和结肠镜一起构成了全消化道的检查系统。

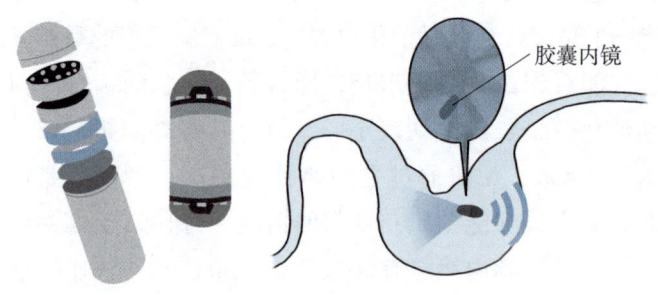

图4-3 胶囊内镜

与传统的内镜相比,胶囊内镜检查前孩子通常无须麻醉,且它可以通过肠道蠕动自然前进,无须外部干预。在吞下胶囊后,它会自动拍摄整个消化道内部的高清图像。这些图像可无线传输到患者佩戴的记录器设备上并存储下来。最终,胶囊内镜会随粪便排出体外。随后医护人员会根据图像评估消化道的情况,并作出诊断。

二、什么情况下需要进行胶囊内镜检查

当孩子出现：① 不明原因消化道出血；② 不明原因的缺铁性贫血；③ 克罗恩病；④ 疑似小肠肿瘤；⑤ 小肠息肉综合征；⑥ 疑似或难以控制的吸收不良综合征；⑦ 非甾体抗炎药相关性小肠黏膜损害；⑧ 临床考虑小肠病变的疾病（如移植物抗宿主病、肠白塞病等），胶囊内镜检查可以帮助对肠道进行全面评估，特别是对于传统内镜无法到达的小肠远端。

三、检查前需要做哪些准备

在进行胶囊内镜检查前需要进行肠道准备，这意味着孩子需要改变平时的饮食习惯。行胶囊内镜前一天，需进食清流质食物并口服导泻药行肠道准备。采用改良BSFS粪便性状评估表评估大便性状（参考本章第三节中的图4-2）。对于年龄较小或焦虑的孩子，需要进行适当的心理辅导，以减轻他们的紧张情绪。

四、吞入胶囊后需要注意什么

大多数情况下,孩子可以在吞下胶囊内镜后立即恢复正常活动。适当的活动可以帮助胶囊内镜在消化道内运动。在行胶囊内镜检查后的一段时间内,需要密切观察孩子是否有腹痛、呕吐、便血、发热或其他异常症状。如果出现上述不适,家长需要及时和医护人员沟通。此外还需注意,胶囊内镜在体内期间,不可行磁共振检查。

胶囊内镜排出的时间与个人排便习惯相关,多数情况下2～3天可以排出。存在便秘及肠道蠕动障碍的孩子排出时间可能延长。故家长在孩子行胶囊内镜检查期间,需要密切关注孩子排便情况和排泄物,确保胶囊内镜排出体外。如果胶囊在2周后仍未排出,即为胶囊滞留。这种情况需要及时和医护人员取得联系,通过X线片确定胶囊位置,必要时可能要通过手术取出。

五、胶囊内镜能替代胃镜和结肠镜吗

胶囊内镜相较于胃镜和结肠镜,优势在于无创、痛苦少,以及能够探查整个小肠。但它只是一种可视化的工具，无法对病变部位进行反复观察、活检或治疗。胃镜和结肠镜则可以在操作过程中停留于病变部位拍摄影像，钳取活检组织、切除息肉，并进行止血。这是因为胃镜和结肠镜可以通过器械通道插入其他设备，辅助处理病变。此外，胶囊内镜通常不适用于有吞咽障碍、肠梗阻和胃肠道狭窄的患者。而胃镜和结肠镜可以更好地处理这些情况，因为医生可以直接观察和操作。在选择使用哪种检查方法时，医生会根据具体情况和需要进行评估和决策。

第五节 吹口"仙气",让"菌"无处可逃
——^{13}C尿素呼气试验

走进消化科诊室,看到好多小朋友都抱着袋子在吹气,"妈妈,他们是在比赛看谁的袋子吹得最大吗?""不是哦,他们是在做一个试验,叫做^{13}C尿素呼气试验,这个试验可以帮我们找出小朋友肚子总是出现阵痛、反酸或是嗳气的原因。别看就是吹气这么一个小动作,可是有好多注意事项的呢。"下面就让我们一起来了解一下吧。

一、幽门螺杆菌是什么东西

幽门螺杆菌是一种具有尿素酶活性的螺旋菌,呈S或C型,一端有2~6根鞭毛,这个菌特别喜欢呆在酸的地方,所以常常驻扎在咱们的胃内,一般通过嘴对嘴传播或小手接触到大便后没有及时清洁又接触了嘴巴而传播。要知道,幽门螺杆菌感染后宝宝的症状多不典型,可以没有消化道症状,也可能出现上腹痛、腹胀、

反酸、烧心、消化不良、消化道出血等症状。幽门螺杆菌是导致消化性溃疡、十二指肠炎、甚至胃癌的一股邪恶势力，严重威胁了全年龄人群的健康。

有调查显示，幽门螺杆菌全球感染人数占总人口的一半以上，被确认与慢性胃炎、消化性溃疡、胃癌、胃黏膜相关淋巴组织淋巴瘤四种疾病密切相关。此外，它还与多种胃肠道外科疾病有关。我国是幽门螺杆菌感染大国，数据显示，伴随着年龄的上升，感染率也随之上升。幽门螺杆菌主要包括儿童期易感型及全人群型两种。值得注意的是，无论哪种类型，儿童都是主要易感人群。

二、如何判断宝宝是否中招了

尿素呼气试验操作方便快捷，是非侵入性检查，为诊断幽门螺杆菌感染的金标准。尿素通常需要经过同位素标记，按照标记同位素的不同分为^{13}C、^{14}C两种。由于^{13}C使用的同位素没有放射性，检测安全舒适，且能够较为快速且准确地识别幽门螺杆菌感染，临床适用人群更为宽泛，包括老人、孕妇、婴幼儿以及哺乳期妇女等各类人群。

三、^{13}C尿素呼气试验是什么

^{13}C尿素呼气试验适用于需要检测幽门螺杆菌感染且能够完成呼气步骤的患者。幽门螺杆菌里面含有大量的尿素酶,能够分解同位素标记的尿素将其转化为碳酸氢根离子(HCO_3^-)和铵根离子(NH_4^+),从而产生二氧化碳(CO_2)。我们通过收集、分析呼吸中排出的被标记了的二氧化碳(CO_2),就能够确认宝宝幽门螺杆菌的感染情况啦。

四、^{13}C尿素呼气试验的步骤及注意事项有哪些

检测前准备:① 检测前,含抗菌作用的中药、铋剂以及抗生素需停服≥4周,质子泵抑制剂、H_2受体拮抗剂需要停服≥2周;② 检查前需空腹(禁食、禁水)2小时以上;③ 避免进食大量富含^{13}C的食物,如玉米、甘蔗等;④ 不能与上消化道造影等需要空腹的检查同一天做。

在服用试剂前需清洁口腔,先使用集气袋采集一份初始呼气标本。吹气者应当保持正常呼吸,吸气后屏住呼吸数秒,呼出全部气体至集气袋内,将袋子吹满后立

即拧紧，做好标记待行检测。

初始呼气标本收集完毕后，马上服用^{13}C试剂。试剂分为两种：颗粒试剂和胶囊试剂。若服用^{13}C颗粒试剂，需用温水冲服（一般需80～100毫升，确保试剂完全溶解），避免使用牛奶及饮料冲兑。若服用^{13}C胶囊试剂，可直接吞服。服用试剂后不能够吃东西也不能喝水，保持静坐或轻微活动，不可剧烈活动。30分钟后，使用另一集气袋再次收集呼出的气体（收集方法同第一次），随后送检。

被诊断为幽门螺杆菌感染的患儿应当在医生的专业指导下进行根除治疗，同时，其他家庭成员也应进行幽门螺杆菌感染的检测，检测结果为阴性仍需定期随访。此外，还需注意日常生活习惯。培养宝宝养成饭前便后洗手的好习惯，减少外出用餐，使用公筷、公勺，拒绝共用餐具，避免口对口为宝宝喂食，不要让宝宝喝生水，定期给宝宝更换牙刷。

第六节 "针"相大白，为沉默的肝脏发声
——经皮肝脏活检

小宝要做经皮肝脏穿刺活检，护士引导着小宝妈妈观看肝穿的科普视频。小宝妈妈问到："那个尖尖的针是干什么的呀？看起来好可怕。"护士回答到："是用来做穿刺的，检查的时候医生会用这个针取出一小部分肝脏的组织，这个针大概跟缝衣服的线一样细。"小宝妈妈继续问："那这些组织是用来干什么的呢？"护士回答："医生会根据所获得的组织来分析孩子肝脏疾病的原因或者评估疾病的严重程度。"相信不少家长在听到孩子需要做经皮肝脏穿刺活检时会十分困惑，下面就让我们一起来了解一下。

一、什么是肝脏穿刺活检

肝脏穿刺活检是指从肝脏获取一小块组织，通过病理组织学和免疫组织化学检测的方法对得到的肝组织进行分析。目前，该方法是肝脏疾病分析病因、判断病情

发展以及评估疗效的可靠检查。此外，有了超声和镇静技术的支持，肝脏穿刺活检技术已经逐渐普及。

二、什么情况下需要做肝脏活检

一般在出现以下情况时，需要做肝脏活检：① 不清楚病因的肝功能异常可以通过活检明确诊断；② 已经明确诊断的肝病可以通过活检对病变严重程度进行分期或评估疗效；③ 通过经典的影像学检查检测出的不明占位可以通过活检判断其性质，根据结果决定后续的治疗方案；④ 肝移植手术后的孩子可以通过肝脏活检评估移植后的肝功能状态或评估是否存在排异。目前肝脏活检主要包括经皮肝脏活检、经颈静脉肝脏活检、腹腔镜肝脏活检以及内镜超声引导下肝活检。其中，经皮肝脏活检侵入性小，性价比高，能在超声指导下进行，也是目前最为常见的肝脏活检类型。

三、活检前需要做哪些准备

（1）肝穿前医生和护士会充分评估孩子的病情，询问孩子的用药史、过敏史，做血液检查了解血小板及凝血情况。如果孩子因疾病原因，正在服用某些会影响血液凝固的药物，例如阿司匹林（或含有阿司匹林的药物）、利伐沙班、华法林、双嘧达莫、氯吡格雷等，应及时告知医生，是否需要停用这些药物以及停用的时间应与医生进行确认。肝穿前B超医生会对肝脏、胆囊区域进行超声检查，从而确定活检部位。麻醉医生会评估孩子的配合情况，判断是进行全身麻醉还是局部麻醉。护士会预先打好留置针方便后续液体和药物的输注。

（2）肝穿检查当日，医生会在孩子皮肤表面画出大致的穿刺部位，需要在肝穿前1小时开始涂抹利多卡因软膏，每15分钟均匀涂抹一次，这可以缓解孩子肝脏穿刺时的疼痛。

（3）肝穿操作时，孩子取仰卧位，双手放在头顶上方，充分暴露穿刺部位。局麻的孩子全程都是清醒状态，需根据医生的要求在穿刺前深吸气后屏气，以防因呼吸运动造成的穿刺针偏移。活检本身只需要几分钟，伤口仅针头大小，不需要额外缝针。

四、活检后应关注哪些重点

经皮肝脏穿刺活检是相对安全、成熟的操作，但仍然可能发生并发症，如出血、腹痛、气胸等。其中出血是最常发生的并发症。活检之后一般先要求孩子取右侧卧位，术后护士会定期监测孩子的生命体征，家属在孩子身边陪护的时候也要注意观察心电监护仪上的数值（表4-1），一旦有异常情况请及时联系医护人员。

表4-1 不同年龄对应心率、呼吸的正常值

参　数	年　　龄	正　常　值
心率（次/分）	<3个月	120～140
	3个月至1岁	110～130
	2～3岁	100～120
	4～7岁	80～100
	>8岁	70～90
呼吸（次/分）	<3个月	40～50
	3个月至1岁	30～40
	2～3岁	25～30
	4～7岁	20～25
	>8岁	18～20

肝穿后一段时间，麻醉效果会逐渐消失，这时候孩子会出现疼痛症状，婴幼儿可以使用安抚奶嘴或是轻拍安抚，年龄稍大的孩子可以采用看视频、听音乐或玩电

子游戏等方式转移其注意力,从而缓解疼痛及不适,必要时可以使用止痛药。

　　肝穿术后出院一周内应该避免剧烈运动。一旦出现穿刺部位或肩部剧烈疼痛、气喘、胸部疼痛、穿刺部位出血、发烧(体温>38℃)、肚子疼、虚弱、出汗、心率加快、大便带血或黑色柏油状大便等症状,应当及时与医生联系。

医疗游戏辅导

　　儿童医疗辅导是由儿童医疗辅导专家或儿童医疗辅导专科护士等为就医的儿童和家庭提供治疗性游戏、情绪管理和健康教育等干预措施来帮助儿童和家长应对因疾病和诊疗所带来的压力。儿童医疗游戏辅导项目内容丰富,其核心是通过医疗游戏来熟悉医疗、护理程序,让孩子和家长提前做好心理准备。在胃镜、结肠镜、纤支镜等检查时,采用医疗游戏辅导,可以大大舒缓孩子恐惧、焦虑的情绪。检查前,可让孩子参观检查室，使用模型让孩子了解器官的结构，用绘本让孩子了解操作的过程。检查中，可以播放孩子喜欢的音乐来舒缓他们的情绪。检查后可通过看动画片、玩玩具等方式转移孩子的注意力以达到减轻疼痛的目的。通过医疗游戏辅导，可以帮助孩子了解治疗目的，减轻他们对检查产生的不良情绪，从而增加其合作程度，提升就医体验。

第五章

居家治疗

在孩子的成长过程中，由于各种原因，可能会患上各类慢性病，除了在医院进行常规治疗外，一部分孩子回家后往往还需要居家延续性治疗和护理，比如雾化吸入治疗、居家氧疗、管饲喂养等。如若这些孩子回到家中没有得到规范的居家治疗和护理，可能会耽误疾病的康复甚至引发一系列的并发症。利用家庭的支持系统，提供连续实用、经济便利的居家治疗和护理，让患儿在舒适、安全、熟悉的环境中接受治疗，有利于缓解症状、减少交叉感染的风险以及促进孩子康复。因此，了解并掌握小儿居家治疗和护理的相关知识，对于每一位家长来说是至关重要的。接下来就跟着我们一起走进居家治疗，帮助孩子控制病情、改善预后、提高生活质量吧。

第一节 吞云吐雾的那些事儿
——雾化吸入

"医生,我家小宝又开始咳嗽了。""小宝妈妈,回家后除了让小宝吃我刚刚开的药外,还需要早晚各做一次雾化。"这是常发生在诊室里的一段对话。每次一到大幅降温天气,医院里因为感冒引起的咳嗽或其他呼吸道疾病来就诊的小朋友就会增多。医生在治疗时常常会建议让孩子进行雾化吸入治疗,特别是对于患有肺炎、哮喘、慢性阻塞性肺疾病的小朋友。雾化吸入是治疗呼吸道疾病的重要手段之一,它在临床应用上有着很多优势。那么,现在就让我们一起了解一下雾化吸入吧。

一、雾化吸入的优势有哪些

雾化吸入疗法是通过雾化装置将药物以气溶胶的形式送入呼吸道,作用于呼吸道黏膜和(或)肺泡的一种给药方式。药物经雾化吸入后,直接作用于病变部位,起到扩张支气管、改善气道炎症、湿化气道的作用。本疗法可使气管局部的药物浓度增高，因此具有用药剂量小、见效快、疗效好、不良反应少和使用方便等优点。临床常用的雾化药物包括吸入性糖皮质激素、$β_2$受体激动剂、抗胆碱能药和黏液溶解剂等几大类。

二、常见的雾化吸入装置有哪些

常见的雾化吸入装置有三类，包括压缩雾化器、超声雾化器、滤网式雾化器。其中压缩雾化器根据驱动原理不同可分为氧气驱动雾化器和空气压缩雾化器，可产生较细的雾化微粒，适用于下呼吸道疾病治疗。氧气驱动雾化器适合在医院环境中使用。空气压缩雾化器是家庭常用的雾化吸入装置，购买时应选择标出雾粒直径（1～5 μm）的产品。超声雾化器产生的雾粒直径较大，适用于治疗咽喉炎等上呼吸道感染或湿化大气道。滤网式雾化器也能产生较细的雾化微粒，具有噪声小、小巧轻便等优点，但滤网耐久性较低，并且价格较贵。除雾化吸入装置外，还有预装药物的便携式吸入装置，如一些压力定量气雾剂和干粉吸入剂等。居家治疗时，需要根据不同的疾病情况选择适用的雾化装置。

三、雾化吸入治疗中的注意事项有哪些

为了让孩子更有效地吸入药物，我们需要注意以下几点：①雾化吸入前半小时尽可能不要进食，小婴儿因饥饿引起哭吵时，可以少量喂食，不可过饱，防止雾化过程中哭吵引起呕吐导致误吸等意外。雾化前先清除口鼻分泌物，保持呼吸道通畅，若分泌物堵塞呼吸道会影响雾化药物吸收。同时保持脸部清洁，不涂抹面霜，以免药物附着在皮肤上。②尽量在孩子安静或睡眠状态下进行雾化，这时候孩子平稳的呼吸能让雾化药物顺利到达支气管或肺部。哭吵时孩子吸气短促，部分药物会残留于口咽部，导致疗效降低。③对于能配合的孩子鼓励使用口含式雾化器，以增加药物肺部沉积率，减少药物对鼻腔及面部刺激；不能配合的孩子可选用雾化面罩吸入，面罩尽量完全覆盖住口鼻，以免影响药效，同时要避免将药液喷到患儿眼部（图5-1）。④大孩子可采取舒适的坐位或半卧位，小婴儿可让家长怀抱着保持坐姿，避免仰卧。用嘴深吸气、鼻呼气方式进行呼吸。雾化时雾化器必须时刻保持垂直，防止药液倾倒。雾化吸入过程中注意观察孩子的面色、精神状况、呼吸情况等。如果出现频繁咳嗽、喘息加重或者哭吵明显，可暂

停吸入。⑤雾化吸入用药剂量应按照医生的医嘱，不能随意改变。关于雾化的时间长短，很多家长会有误区，认为雾化时间越长效果越好，只要看到雾化罐里还剩有液体，就担心达不到治疗效果。其实雾化罐里有个正常的死腔容积不需要刻意用完，且随着雾化时间的进行，雾化罐里的药液会随着溶剂的蒸发而浓缩，气雾中药量会减少，气雾微粒将增大，雾化效果也会变差。因此，一般建议每次雾化治疗时间控制在 10～15 分钟。⑥雾化后先取下面罩，再关闭雾化主机。拆洗面罩和药液装置，雾化连接管一般不需要清洗。雾化后要给孩子洗脸，用温水漱口，若为小婴儿则用干净的棉签蘸取温水擦拭口腔，以减少药物在脸部、口腔和咽部沉积，预防念珠菌感染。⑦雾化结束后可以给孩子叩击排痰，详见本章第三节（教你一招"空心掌"——叩击）。

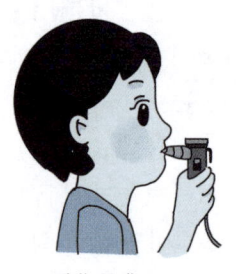 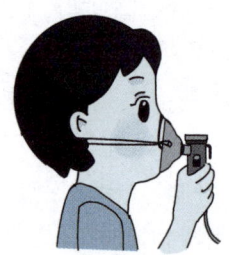

雾化吸嘴吸入　　　　雾化面罩吸入

图 5-1　雾化吸入方式

第二节 "吸"足真气,"氧"护生命
——氧疗

我们都知道生命离不开氧气,如果体内用氧障碍或者外界供氧不足就会影响机体功能。呼吸系统的主要功能是吸入氧气和排出二氧化碳。因此,罹患呼吸系统疾病时可能出现不同程度的缺氧症状。吸氧是改善人体缺氧状况最直接和有效的方法。当孩子出现呼吸急促、口唇及指和(或)趾端发绀、胸闷等情况时,就需要吸氧了。

一、什么是氧疗

我们经常会听到"氧疗"这个词,那么什么叫做"氧疗"呢?它是指通过给病人吸入高于空气中氧浓度的氧气,来提高肺泡内的氧分压,从而达到改善组织缺氧的一种治疗方法。

二、氧疗的类型有哪些

氧疗常见的方式有鼻导管吸氧、面罩吸氧和头罩吸

氧（图5-2），其中最常见的是鼻导管吸氧。鼻导管吸氧是指将鼻氧管头部2个细、短的管口放进鼻孔内给氧的方式，需要注意的是鼻氧管与鼻孔之间要留有一定的缝隙以防阻塞鼻孔。鼻导管吸氧的氧流量一般为1～2升/分钟。其优点是使用时不影响吃东西和咳痰，操作方便，孩子也比较舒适。在用鼻导管吸氧时应避免张口呼吸，以免影响氧气吸入浓度及出现口干舌燥的情况。吸氧前应先调节好流量再插入鼻导管，停氧时应先拔鼻导管再关流量表的开关，否则如果开、关顺序颠倒，就有可能会导致大量气体冲入鼻腔而引起不适。面罩吸氧的氧流量一般为6～8升/分钟，使用时，需要注意将氧气面罩置于孩子口鼻部，松紧带固定，调节合适的松紧度。当孩子对氧浓度需求较高时可选择头罩吸氧，头罩吸氧的氧流量一般＞7升/分钟。头罩吸氧可以提供比鼻

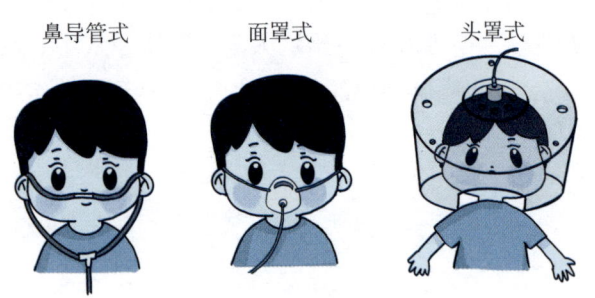

图5-2　常见氧疗方式

导管、面罩吸氧更大的氧浓度。但对于孩子来说，头罩可能会让他们产生恐惧、害怕的情绪，因此使用头罩吸氧时要多安抚孩子。

三、如何选择给氧设备

常见的家庭氧疗设备是氧气袋、氧气瓶以及家用制氧机。这三种氧疗设备各有各的优缺点。最便宜的是氧气袋，但它能容纳的氧气量少，因此使用时间较短，一般多用于应急。氧气瓶使用的时间比氧气袋长，价格也比较低廉，缺点是氧气瓶较重，且瓶内是高压，从安全角度上不太适合家庭使用。家用制氧机中比较常见的是分子筛式制氧机，它采用气体分离技术，使用物理技术直接从空气中提取氧气，即制即用，安全性较高。比较好的家用制氧机可以制氧、雾化一体，可以有效供氧，提升血氧饱和度。

四、居家氧疗需要注意什么

在家中给小朋友吸氧，我们需要注意什么呢？首先，供氧装置应远离明火，因为明火与氧气结合可能产生静电进而引发火灾。因此家长不要在吸氧的小朋友附近吸烟。其次，吸氧使用的鼻氧管或面罩要定期清洗和更换，才能有效避免污染。有一些家长会担心，长时间在家给孩子吸氧会不会氧中毒？一般地说，家庭氧疗机的氧流量都较低，实际吸入的氧浓度一般不超过35%，基本上属于低流量吸氧范围，不会产生氧中毒。氧中毒不仅和氧浓度有关，也和吸氧时间、个人体质有关。家长可以每天记录孩子的用氧时间、流量以及氧疗后的病情变化，这样能够在复诊时为医生提供治疗依据。此外，为保障家庭氧疗的安全性，照顾者需要接受家庭氧疗使用方面的培训，包括学会观察呼吸困难的表现。如果吸氧后手指、口唇发紫现象减轻，呼吸减慢且平稳，说明氧疗效果好；反之，如果出现意识不清楚、呼吸困难加重，应及时去医院治疗。

第三节 教你一招"空心掌"
——叩击

"你听,宝宝好像喉咙里有呼噜噜的声音,是不是有痰咳不出来啊,我该怎么办?"经常听到有妈妈问这样的问题。其实遇到这种情况,家长们可千万别着急,我们可以用一些物理治疗的方法来预防和改善呼吸道分泌物阻塞,保持呼吸道通畅。叩击就是其中一个简单有效的方法,适合有痰不易咳出的孩子。那么,叩击有哪些优势,又该怎么做呢?

一、什么是叩击,有哪些好处

叩击,就是我们常说的叩击排痰。它是指应用特定的手法、用孩子能接受的力度叩击其前胸及后背,震动气道,使附着在气管、支气管内的分泌物松动后通过咳嗽或者吸引排出体外,适用于痰多又不易咳出的孩子。小婴儿黏膜血管丰富,纤毛运动能力弱,清除黏液的能力差,容易造成痰液堵塞在气道里,进而引起感染。因此,有效排痰非常重要。作为家长一定也会有疑问,孩子出现什么症状时适合叩击排痰呢？其实，只要孩子出现痰液黏稠不易咳出，或者因各种疾病导致的咳嗽无力、肺部分泌物潴留，都可以使用叩击排痰的方法。痰液出来了，呼吸道通畅了，就能有效防止肺部感染及肺不张，孩子也会感觉舒服。

二、什么时候叩击更合适

通常来说，如果孩子在家中需要做雾化吸入治疗的话，叩击更适合在雾化后进行。雾化后，痰液会被稀释，黏稠度会降低，此时再进行叩击效果会更好，痰液更容易排出。另外，因为晚上睡觉体位的关系，呼吸道内会沉积大量痰液，因此，早上起床后是叩击较理想的时间。与拍嗝不同，叩击拍打的力度需要适当增加一些，因此避免在餐后30分钟内进行叩背，防止震荡过度造成呕吐、吐奶等，增加吸入性肺炎发生的风险。建议在餐前半小时或餐后2小时进行。

三、该如何给孩子叩击排痰

叩击排痰的步骤分为以下几步：① 选择合适的

体位。儿童可以取侧卧位或端坐位。婴幼儿可以选择趴在家长的肩头,也可以端坐或侧趴在家长的腿上(图5-3)。② 确定叩击部位。包括背部及前胸,可先叩击疾病较严重一侧的背部或胸部,再换到另一侧。③ 具体叩击方法。用一只手五指并拢,稍向内合掌成空心状(图5-4A),采用手腕部的力量从下至上,从外至内有节奏地叩击,力度控制得当,可以听到"啪、啪"的空而深的拍击音。除了手掌以外,还可以选择叩背面罩进行叩击(图5-4B)。儿童大约60次/分钟,婴儿大约40次/分钟。在叩击完成后,鼓励儿童自己将痰液咳出,对于不能自行咳痰的孩子,家长可帮助清理口鼻腔分泌物。

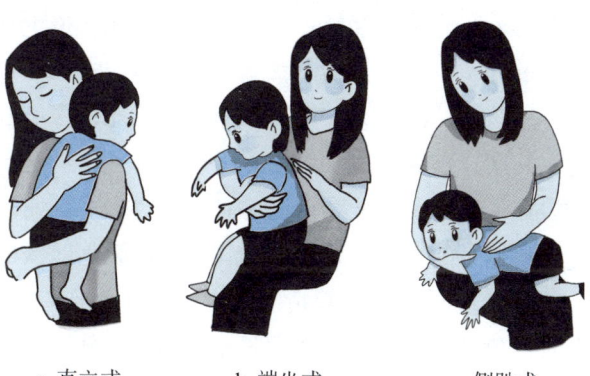

a. 直立式　　　b. 端坐式　　　c. 侧趴式

图5-3　叩击姿势

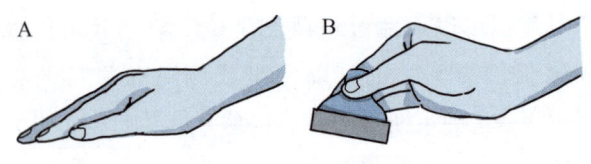

图5-4　叩击手法

四、叩击时需要注意些什么

首先,家长需要知道叩击的禁忌证。有胸部外伤、肋骨骨折、气胸、肺出血的孩子是不能进行叩击的。叩击时孩子身着的衣服要轻薄,但无须裸露皮肤。胸部叩击时要避开心脏、衣服纽扣和拉链;背部叩击时避开脊椎、肩胛骨。叩击可能会让低龄孩子感到害怕,我们可以提前采取假装给娃娃拍背等游戏的方式让孩子熟悉叩击的过程,也可以借助听音乐、听故事、看动画片等方式转移孩子的注意力,以缓解叩击时可能带来的恐惧情绪。其次,在叩击过程中注意力度,以孩子舒适、无哭闹为宜,若宝宝不配合可以休息一会再拍;同时,要注意观察孩子的面部表情、生命体征及咳嗽、咳痰的情况,如果发现呼吸困难等情况应立即停止操作。最后,叩击时避免戴手表、手链或留长指甲,以免伤害宝宝皮肤。孩子咳嗽排痰后,观察痰液的颜色及性状,之后可以给孩子漱漱口。

第四节 你吹我挡，为呼吸松绑
——振荡呼气正压治疗

"咳咳咳……妈妈帮帮我。"患有支气管扩张症的小华向妈妈求救，妈妈看着孩子不停的咳嗽但又咳不出很着急。妈妈不停给小华拍背，但是效果却不太明显，痰液还是咳不出来。于是，妈妈带着小华去找护士，护士让小华用呼吸训练器来帮助排痰，但是小华和妈妈对这个呼吸训练器很陌生，不知道这个小小的东西能不能帮助小华排痰，也不知道这个小东西该怎么使用。其实，使用呼吸训练器进行振荡呼气正压治疗已逐渐走进家庭，帮助孩子排痰，促进呼吸道通畅。

一、身材小，作用可不小哦

振荡呼气正压治疗是利用某种装置，在小朋友呼吸锻炼时，松动并清除分泌物的一种治疗方法。居家治疗最常用的装置是呼吸训练器，它可以随身携带，无须电力，容易清洗。它由一个面罩（或咬口）、一个连接呼气阻力器的单向活瓣和压力计组成,能够帮助清除肺部和气道中过多的分泌物。设备通过气流的振动来松动孩子气道内黏稠的分泌物,可为每个孩子调整不同的呼气阻力和振荡频率来扩张气道,既可预防和治疗因痰液滞留导致的反复呼吸道感染,还可锻炼肺部功能,复张塌陷气道,使被痰液困扰的孩子呼吸更加顺畅,提供从医院到家庭的持续呼吸治疗。

二、哪些孩子适用

4岁以上的孩子都可以独立使用,适用于因患支气管哮喘、肺炎、肺不张、支气管扩张、肺囊性纤维化等疾病导致气道内残留分泌物的孩子以及咳嗽、反复呼吸道感染、喘息等呼吸困难的孩子。但是有以下这些情况的孩子不适用:没有能力承受呼吸做功增加;血流动力学不稳定;颅内压大于20 mmHg;急性鼻窦炎;近期面部、口腔或头部有创伤;气道高反应。所以需要在专业医护的评估指导下再决定是否使用以及如何使用哦。

三、怎么吹才正确

每次使用前先要清洁双手。家长根据医嘱及孩子耐受程度把阻力转盘调至合适档位（图5-5），嘱孩子平静呼吸后进行深而慢的吸气，注意吸气时不要用尽全力；然后屏气2～3秒，确保打开气道，以建立气道内正压；随后口唇紧包咬嘴，持续呼气3～4秒（类似慢吹蜡烛），这就完成了一次呼气正压治疗。口含咬嘴继续像上一轮一样进行吸气、呼气（可以按照这样子的节拍进行吸气呼气练习："一二吸气，三四屏气，五六七八呼气"），以此循环……完成一组（10～20次）呼吸治疗后，取下设备，进行2～3次的用力咳嗽或哈气。根据孩子的耐受程度每天早、中、晚各完成1～2组呼吸锻炼。

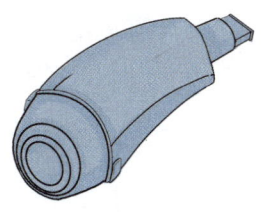

图5-5 呼吸训练器阻力转盘

四、怎么做好日常维护

日常维护清洗的时候需要分别清洗咬嘴、外壳、摇杆、气流等组件。将各组件浸泡在含温和家用洗涤剂的水中清洗。定期对装置进行消毒，可用高温煮沸5分钟、70℃以上的水中浸泡半小时等多种方式进行消毒，注意不能用微波炉进行消毒，以防损坏金属部件。将各组件依次在干净的毛巾上沥水晾干，干燥后重新组装以备下次使用。建议咬嘴专人专用，每次使用后清洗，每周消毒1～2次，以防细菌滋生。

五、有哪些注意事项

使用前要试用呼吸装置以评估功能是否良好，确保其有效性和安全性。雾化治疗与之结合使用，可增强支气管净化痰液的作用，改善肺功能。使用过程中引导孩子放松心情，时刻关注孩子的主观感受，如胸闷、呼吸困难等。观察孩子的心率、血压等血流动力学状况以及口唇、皮肤颜色等氧合状况。若出现头晕，立即停止使用，休息后仍不能缓解，请及时就医。要遵循适量负荷、循序渐进、持之以恒三大原则。

第五节 痰路漫漫，吾将上下而吸之
——负压吸痰

"孩子喉咙里一直有呼噜噜的痰响，她自己又不会咳，下周出院回家可怎么办。"小美出生后不久就被诊断为肌无力，自己没有力气咳嗽、咳痰，导致多次因肺炎而住院，甚至发生痰液积聚，堵住呼吸道需要急诊就医的情况。小美的父母非常焦虑，担心这次出院回家后又发生痰堵。吸痰可以帮助那些无法自行咳出痰液的孩子，抽吸出口腔、咽部和气管内的痰液。对于家长来说，正确掌握居家吸痰这项技能，可以帮助孩子保持呼吸道通畅，避免痰液过多导致憋气、窒息的发生。但吸痰操作有不少需要注意的地方，需要经过一定的培训后，家长才可以自己操作哦。

一、该如何选择吸痰管

选对吸痰管非常重要，应使用一次性、透明、柔软、大小适宜的管子。可根据孩子的年龄和鼻腔大小来选择吸痰管大小。一般地说，6月龄以下的小婴儿选用

6号（直径为2毫米）的吸痰管，幼儿选用8号（直径为2.7毫米）的吸痰管，儿童选用10号（直径为3.3毫米）的吸痰管。另外，有侧孔的吸痰管在吸痰时不容易被痰液堵塞。所以，有侧孔的吸痰管比无侧孔的吸痰管吸痰效果更好。

二、怎样控制负压范围

通常情况下，根据孩子的年龄来调节负压，一般6月龄以下的小婴儿负压控制在13.3 kPa以下，婴幼儿在13.3～26.6 kPa，儿童在40 kPa以下。吸痰的压力不可以太低，太低达不到排痰的作用；压力过高，会刺激气道，使其痉挛，导致气道损伤和低氧血症等。对于痰液黏稠的孩子，可以适当增加负压，排痰的效果会更明显。吸痰时，通过拇指来控制压力孔（关闭压力孔时产生负压），在吸痰管到达目标位置前避免提供负压，在吸痰管逐渐退出的过程中提供负压。

三、吸痰小秘笈

以右手操作为例（左利手可自动代入相反方向），右手戴上手套，左手抓握吸痰管并用拇指控制压力孔，右手拿捏吸痰管中下1/3处，控制上下提拉的深度。吸痰前可以先将吸痰管放在生理盐水中试吸来检查吸痰设备是否功能良好，吸痰管是否通畅，吸痰负压是否合适。一次吸痰时间不超过15秒，如果需要反复吸痰，两次吸痰之间至少间隔30秒，以免造成缺氧。吸痰动作要轻柔、迅速，螺旋式向上提拉，防止吸痰管在某处停留时间过长而损伤气道黏膜。如果孩子出现烦躁、面色青紫时需要立即停止吸痰。吸痰过程是比较痛苦的，异常敏感的孩子在吸痰时或吸完后会有呕吐、反胃等不适反应，所以尽量在孩子空腹状态下进行，避免进食后1小时内进行吸痰，以防引起呕吐物误吸。

四、按需吸痰还是按时吸痰

痰液长时间堆积在气道和肺里会引起窒息、肺胀肿、阻塞性肺炎等并发症，而吸痰的主要作用是帮助不能自主排痰的孩子进行气道分泌物的排出。但频繁的吸痰操作会损伤气道黏膜，因此尽量避免不必要的吸痰。但对于痰液过多的孩子应该随时准备吸痰，防止痰液堆积过多导致气道堵塞。家长们要牢记哦，出现以下几种情况时，就需要为您的孩子进行吸痰操作了：①孩子呼吸时有明显的"呼噜噜"痰鸣音；②有胸闷、憋堵难受的感觉，一直发出"en、ke"的声音；③ 雾化、拍背后仍被痰液憋得面色通红等。

五、深吸痰好还是浅吸痰好

吸痰管插入气道，直到有阻力时，开始往上提拉、旋转吸痰管，触发咳嗽反射，使痰液从小气道排到大气道，有利于清除痰液，这个过程是深吸痰。而浅吸痰是指吸痰管插入的深度不超过咽喉部，耐受力差的儿童浅吸痰即可，可避免气道黏膜的损伤。但切记不能盲目、粗暴地插入吸痰管，防止呼吸道黏膜损伤。居家机械通气的孩子，要时刻关注生命体征，吸痰前后要高浓度吸氧，以提高血氧饱和度，减少肺不张、低氧血症等不良反应的发生。

六、这些事情不容忽视哦

家长们需要注意，在整个吸痰过程中尽量保持无菌原则，减少感染概率。取出一次性吸痰管时尽量保证吸痰管不被污染；戴好手套的右手也不能再接触其他物品；痰液黏稠的孩子可以在吸痰前先用生理盐水做雾化以湿化气道、稀释痰液，打开后的生理盐水需要每天更换；每次吸痰结束后，需要用温开水或生理盐水吸净吸痰器连接管管路中的残留痰液；贮痰袋需及时更换，一般内容痰液不超总容量的2/3。另外，家长要关注孩子的口腔卫生，每次吸痰结束后，帮助孩子漱口或喂服少许温水，保持口腔清洁卫生。

第六节 一管到胃,无所"喂"惧
——胃管喂养

"今天小宝鼻子里插了一根管子,医生让我们这周末带着这根管子出院,这可怎么办才好呀!"小宝的父母在病房里讨论着带管回家的事,小宝的妈妈非常焦虑,担心回家后不知道该怎么用这根管子。"带管回家"这个词出现频率不低,有些孩子需要通过这根管子来解决"吃饭"问题,但这无疑给家属带来了照护压力。不过家长们不用担心,现在我们就来详细讲解下居家胃管使用及维护的相关事项,让大家做到心里有数。

一、这根管子是什么

这根小软管也叫胃管,从孩子的鼻子或嘴巴插入,放到胃里。这根管子在插入的过程中孩子会有些难受,但插好就好了。通过这根管子可以解决孩子的"吃饭"问题,也就是我们所说的管饲喂养。如果您的孩子短期内需要进行管饲喂养,那么医生可能会建议插这根胃管来"吃饭"。当然,胃管有长有短、有粗有细,具体选择哪根管子会根据孩子的年龄及鼻孔孔径来调整。

二、管饲前需要确认管子的位置

在管饲喂养前,请务必确认管子的位置。这段管子外露的长度应始终相同,经鼻置管从管子离开鼻子的部位算起,经口置管从管子离开一侧口角的部位算起。一旦发现胃管外露长度变长或者变短,要及时到医院就诊。接着拿出提前准备好的20毫升推注器,回抽0.5～1毫升的胃液进行胃液pH的检测(请使用正规途径购买的pH检测试纸),pH≤5.5代表导管在胃里,这时候可进行管饲喂养。若没有抽到胃里的东西,可尝试往胃里打2～3毫升空气,让孩子往左侧躺10～15分钟后再重新回抽一次。需要注意的是胃液的pH受抑酸药物影响,如服用奥美拉唑、雷尼替丁等抑酸药物,胃液的pH会升高哦。如果家长无法判断胃管位置,需要及时寻求专业人员的帮助。

三、怎么用"这根管子"来吃东西

您可以通过以下三种方式为您的孩子进行管饲喂养。① 推注器推注:可以用推注器将配好的食物缓缓推注到胃里,按照正常进餐次数进行喂养;② 重力喂养:可以使用专用营养输注器,按照正常进餐次数进行喂养;③ 营养泵持续喂养:需要持续喂养的孩子需使用营养泵进行喂养。对于那些无法自己吃东西的孩子来说,管饲可为他们提供生长发育所需的营养。需要注意的是,食物需与奶液分开喂养,以防结块。每次喂养后需要用温水将这根管子冲洗干净,避免食物残渣留在胃管内发酵或变质,引起孩子胃肠炎或堵塞管子。另外,通过这根管子进行喂药时,要将药片碾碎溶于水中后推注,并且要注意药物之间的相互作用,避免几种药物混在一起喂养。

四、管饲时需要注意什么

管饲的食物需要充分研磨至液体状才可喂养,否则容易堵塞管子。食物、奶液的温度建议为37~40℃。可让孩子坐着或者半靠着身子进行喂养,婴儿可抱起进行喂养,防止食物返流引起呛咳。喂养过程中,需要观察孩子对喂养的耐受情况,如果孩子出现呕吐、腹泻、腹胀等胃肠道反应,可先尝试减慢喂养速度以及适当减少每顿的喂养量,减少的量通过增加喂养次数来补足,即少量多餐。如情况没有好转,则需要去医院就诊。家长们还需要帮助孩子建立卫生习惯，每天帮助孩子清洁口腔2次。这样不仅可以保持口腔清洁、湿润，预防口腔溃疡、感染等并发症的发生，还可以防止口臭、龋病。居家管饲过程中出现以下情况，需要带孩子到就近医院更换胃管：① 管子有裂缝，或看起来像坏了；② 管子堵塞，无法冲洗或者推注食物；③ 管子不在原来位置上；④ 管子使用期限到期。

五、当心管子滑脱哦

防止这根管子滑脱的前提是妥善固定管子，家中可常备鼻贴。固定时用鼻贴包裹住这根管子（图5-6）。更换鼻贴时需谨慎，可配合使用专用除胶剂，以免撕拉鼻贴导致皮肤破损。孩子睡觉不老实，往往七扭八扭，需要经常看看

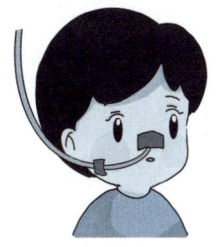

图5-6　固定方法

孩子的这根管子有没有被压到或者牵扯住。此外，孩子有时会出于好奇把胃管当作玩耍的玩具，家长可尝试转移孩子注意力，共同保护好这根管子。

运动"处方"

生命在于运动,那么居家治疗的孩子可以运动吗?以往观念认为居家治疗期间不能运动。其实,适量运动对疾病康复有诸多益处,能否运动要根据疾病的控制情况来决定。疾病控制良好的孩子可与健康同龄人一样,参与多种形式的身体活动。部分控制的患儿,可在专科医生的指导下进行强度相对较低、持续时间较短的运动。不建议疾病未控制和急性发作期的患儿进行运动。运动处方是由专科医生根据孩子临床检查和功能评定的结果,结合身体各脏器的健康状况,在运动项目、运动量和运动注意事项方面给予的专业指导。运动处方主要包括运动频率(每周运动多少次)、运动强度(负荷程度)、运动方式(运动类型)和运动时间(每次和每周运动的时间)等。专科医生会根据患儿的具体状况制定个性化的运动处方,从而科学指导儿童运动。